中醫斷食168

祛濕排毒，養出瘦體質！

全真中醫診所總院長
褚柏菁｜著

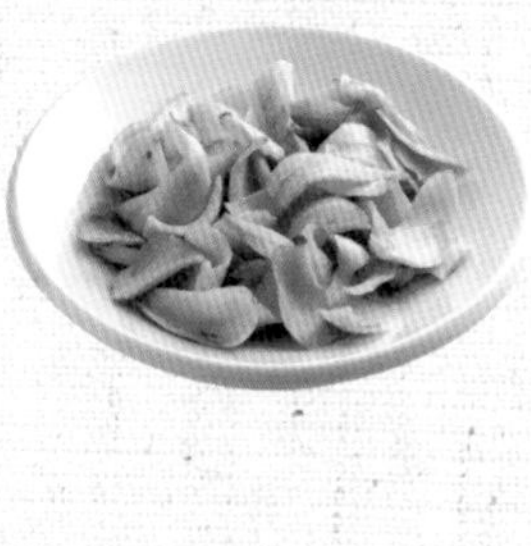

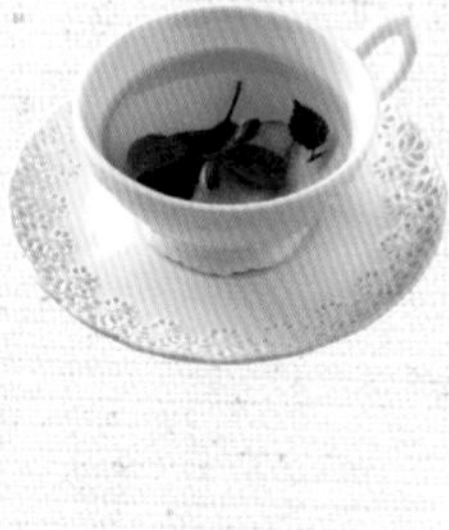

目錄

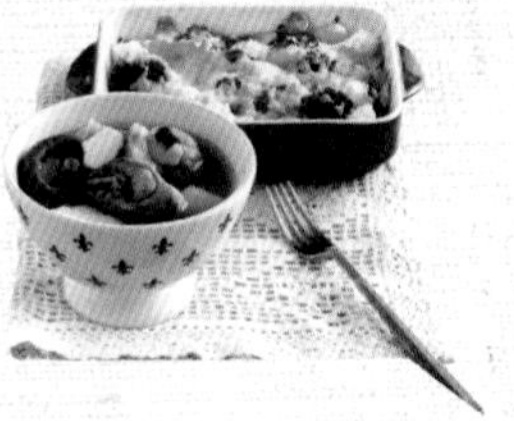

第三篇

排濕的經絡按摩和美體操

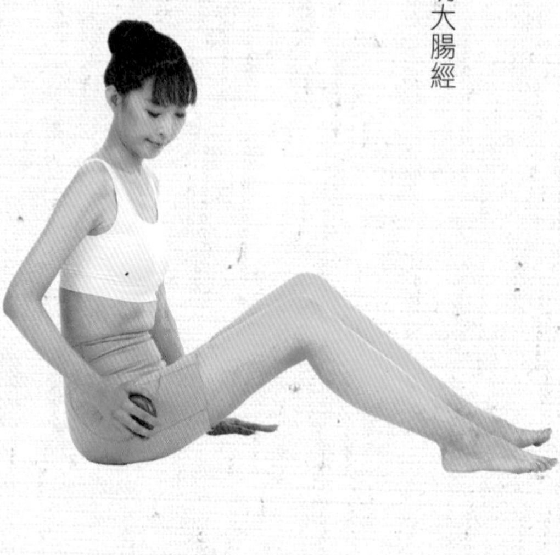

〔作者序〕

上醫治未病之症

全真中醫診所總院長　褚柏菁

「一個醫師不應只教病人如何吃藥，而是要教病人如何不吃藥。」

中醫治病強調解決「病因」，而非單純緩解症狀。病因來自先天體質因素約占四成；後天的習氣約占了六成，包括飲食習慣、個性、工作型態、住家環境、運動習慣等因素，對於病症的影響更大。現代人包括孩童在內，漸漸走向飲食精緻、飲料盛行、時常外食、缺乏運動的生活習慣，不但造成體內痰濕積聚，更讓代謝性疾病的年齡層不斷地降低，根據統計，國內高中職學生體重超重比例將近三成。

正因為如此，在門診看病時，生活及飲食方式的衛教，就變得和開藥一樣重要。人們之所以會健康，絕不是因為吃藥才健康的，更多是因為修正了原本不良的致病習慣，再配合中藥調整偏差的身體狀態，而達到身體的平衡。

幾年前我開始執行168斷食，一方面想要改善身體的代謝，另一方面也想要體驗看看執行168斷食時，身體會經歷哪些感受。我是早餐斷食，午餐常到中午一點左右才吃到，晚餐大約在六點多吃，斷食到隔天的中午，所以斷食時間大約是十六至十八小時。

開始執行168斷食後，我嘗試用211餐盤，將要吃的食物控制好比例及總量，依照湯、青菜、蛋白質、飯（半碗）的順序，慢慢地把食物吃完，水果果糖高，不一定天天吃，水果通常會在中餐後吃，盡量避開高糖水果。晚餐盡量不吃澱粉跟湯品，飲食會以蔬菜、魚、豆、蛋等各種原型食物為主，晚餐後盡量控制喝水量。

剛開始執行168斷食的第一週，晚上看完診要休息的時候，會有飢餓感。因為以往在下班的時間，我會吃一點水果或是喝蛋白質飲品，所以身體的慣性在提醒我，該去補充宵夜熱量了。但如果吃東西就等於斷食失敗，所以我發揮了意志力，喝喝水，轉移注意力，發現半小時後飢餓感就消失了。接下來的一週，偶爾還是會出現飢餓感，但愈來愈少，漸漸就消失了，到了第二週以後，疲勞感減少，精神狀況也更好了，運動能力也與日俱增，還有一個明顯的變化是：餐盤裡面裝的食物量需求變少了。再配合一週兩到三次的運動健身，我在六個月左右瘦了十二公斤。

不只是為了減重，許多受代謝疾病所苦的病患，我也會教導他們執行168斷食，但同樣是執行168斷食，有些人有效地消腫降脂，連同血糖、血脂也降下來了，但就是有部分的人改變不大，體重甚至不減反增。因為有些人所謂的「斷食」，只有斷主食而已，以為喝杯牛奶或飲料沒關係，其實一樣會升高胰島素。還有一些人做到了十六小時斷食，但是在開食的八小時，過量食用高升糖及寒涼的食物，或是吃東西的次數過多，都會降低基礎代謝率，脂肪就不容易被代謝掉。我以中醫十二經絡養生的觀念思考，其實不同時間斷食和飲食方式都會影響斷食的效果，因此我以自身的臨床經驗以及親身執行１６８斷食的體驗，整理成本書。

第一篇「百病始於濕」讓讀者了解各種不同形式濕的症狀，以及如何預防跟對治；第二篇「中醫斷食１６８」闡述如何依照中醫十二時辰養生法來執行中醫斷食１６８，以及「關鍵八小時排濕的飲食」怎麼吃才會瘦；第三篇「排濕的精油經絡按摩以及排濕美體操」教讀者做十二經絡排濕的按摩法，以及容易執行又有效的排濕美體操。透過全書有系統的中醫排濕理論，具體的中醫斷食１６８執行方法，詳盡的精油經絡按摩以及排濕美體操，期望能夠幫助讀者們養成易瘦體質，活得健康、輕盈、有活力！

第一篇

百病始於濕

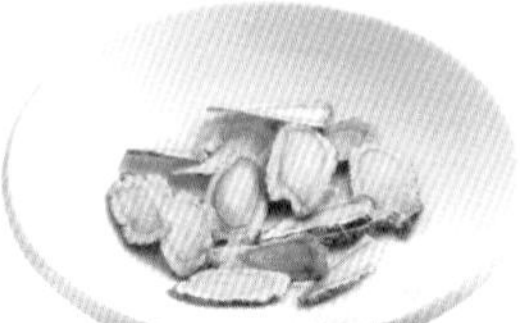

[1-1]

千萬不要小看身體的濕

水是構成人體主要的成分

人體有六〇至七〇％是由水組成的，身體的每個細胞、組織、器官的功能都需要水的參與，水能幫助身體代謝、維持體溫、大小便的排泄功能、脂肪代謝等。現代醫學用身體的總含水量（TBW）來評估體內水分，是指身體裡除了骨骼、肌肉以外，所有的組織液、血液、以及其他各種液體成分的總和，一般成人男性水分約佔體重的五〇至六五％，而女性約為四五至六〇％。水對身體如此的重要，如果水在體內缺乏了或變質了，必定會對身體造成很大的損害甚至危及生命。

人體正常的「津液」

在講「濕」之前，先了解一下人體中正常的「津液」。

中醫講的「津液」，指的是人體除了血液以外的一切液體以及代謝物的總稱，包括組織間液、細胞間液、血漿、消化液、腦脊髓液、淋巴液、關節腔液、汗液、尿液、淚液、涕液、唾液、精液。

身體中許多的器官都含有高比例的水分，一旦津液缺乏，就會感到明顯的不舒服，比如眼睛的含水量高達九九％，津液缺乏就會產生乾眼症；大腦的含水量高達七五％，津液缺乏時大腦會變得遲鈍，情緒負面，專注力及記憶力都會下降；皮膚含水量達七二％，津液缺乏會使皮膚乾燥、失去彈性、老化；軟骨組織含水量達七〇％，津液缺乏會讓關節內軟骨磨損。

「津液」是有形的產物，來自我們每天攝取的營養物質，經過脾胃系統的運作產生，所以飲食均衡加上臟腑的運化功能正常，體內的津液就會充足。

人體正常的「津液」異常會轉變成「濕」

正常的「津液」一旦出現問題，就會轉變成病理物質，中醫將濕氣依據不同的特質細分成「痰」「飲」「水」「濕」。中醫說「百病皆由痰作祟」「痰生百病」。「痰」「飲」「水」「濕」會隨著氣滯留在全身臟腑以及各處經脈，這些病理物質在體內堆積久了，就像水和泥混在一起一樣，會黏在身體組織中，阻礙了局部的血液循環，影響臟腑的功能，加重代謝的負擔。同時「痰」「飲」「水」「濕」又容易跟外邪如風、寒、暑、熱，燥、火結合，病因複雜、盤根錯節，變化成各種難治的病症，所以說千萬不要小看你身體的濕。

病理產物「痰」「飲」「水」「濕」

濕氣是百病的病因，所以許多人都會被中醫師告知身體的「濕氣重」，然而「濕氣重」好像很抽象，它到底是什麼呢？

上面提到，人體在正常運轉下會生成足夠的「津液」，但是在津液產生及代謝不良的時候，就會產生「痰」「飲」「水」「濕」這些病理產物，它們都屬於陰邪，四者可以互相轉化，所以會變化成「痰濕」「痰飲」「水濕」「水飲」等各種不同的說法，形成的原因相似，只是表現出來的病理產物有所不同。

中醫說「濕聚為水，積水成飲，飲凝成痰」，「痰」是最黏稠的，「飲」較為清稀，最清的是「水」，而「濕」是氣態的。

「痰」是一切津液的濃稠停滯，狹義的痰是肺部跟呼吸道分泌出來的痰，廣義的痰指的是所有不能正常運化的津液，在身體各處停留積聚的黏稠產物。痰較為黏稠，有形的痰看得到聽得到，例如，咳嗽的痰、腸胃咕嚕的聲音、肥胖以及脂肪瘤等；無形的痰會隨著氣上逆到頭部，擾亂心神，導致各種精神異常疾病，也會造成眩暈症、高血脂、噁心嘔吐等症狀。

「飲」是津液的停滯，比痰清稀一點，比水稠一點，和外界環境的寒濕以及冰飲、寒涼食物有關，積聚在腸胃道，或上逆到肺部，造成胸口脹悶、咳嗽、四肢水腫。

「水」是體內的水液停滯，是質地清稀、流動性大的病理產物。最直接表現的就是水腫，輕微的水腫如眼瞼水腫或面部浮腫，有可能是飲水過量會是吃太鹹的食物，經過身體活動後水腫就自行消除；嚴重的水腫可能來自長久的飲食失衡，勞心耗神，或是慢性病造成肺、脾、腎等臟腑機能失調，通常有全身性水腫，指壓皮膚會凹下去，身體沉重、小便滯留，腹部有水聲等症狀。

「濕」是氣態、無形的產物，就像空氣中的濕氣，肉眼看不見，但身體會感到濕黏、沉重感。體內的濕氣多由飲食造成脾胃的運化系統失調，正常的津液無法分布到組織去，反而將濕氣堆積在組織中，比如乾眼症，是眼睛的潤滑液不足，但有些人卻一直分泌不正常的淚液，眼睛又乾又不舒服；有些女性陰道正常的潤滑液不足，卻時常有不正常分泌物（白帶），造成局部的發炎或搔癢，這些都是同時存在津液不足、濕氣過多的情形。

外來的濕氣跟氣候以及環境有關，長久居住在潮濕的環境中，造成體表的皮膚以及肌肉的血液循環受阻，衍生出身體沉重感、水腫、濕疹、痠痛等各種病症。痰濕是「水濕」加上「痰飲」，不論水濕或痰飲都是性質黏膩的病理產物，就像水溝（血管）如果有髒水（水濕）及泥巴（痰飲），水流（血流）自然就會減慢，甚至在更狹窄的水溝（微血管）或是水溝轉彎處（關節），慢慢地堆積成淤泥（血瘀），直到完全堵塞，水溝的水就會四處氾濫（水腫、肥胖）。

[1-2]

都是濕氣惹的禍

《內經．素問．經脈別論》：「飲入於胃，游溢精氣，上輸於脾，脾氣散精，上歸於肺，通調水道，下輸膀胱，水精四布，五經並行。」

《黃帝內經》中提到食物和水液進入人體的胃開始消化後，營養物質及水液在體內輸送轉化的過程。

水液在人體正常代謝過程中，需要五臟六腑的協同配合，其中以肺、脾、腎、三焦臟腑發揮重要的作用。

飲食進入胃中，中焦的水液經過脾氣的運化及肝氣的疏泄，精氣疏散到上焦，清水由上焦的肺氣宣發，心臟血管將水液散布到皮膚肌肉、毛髮、四肢等處，代謝廢物經由汗液排出體外；濁水經過肺氣肅降輸送到下焦，腎氣再把濁水中較清的水液推送上升到心肺，進入循環代謝中，濁水中的代謝廢物經腎臟代謝後送到膀胱而排出體外。

脾、肺、腎、三焦中任何一臟腑的功能失常，都會引起水液的分布和排泄發生障礙，使水濕痰飲停留在體內，產生各種問題。

體內除濕系統

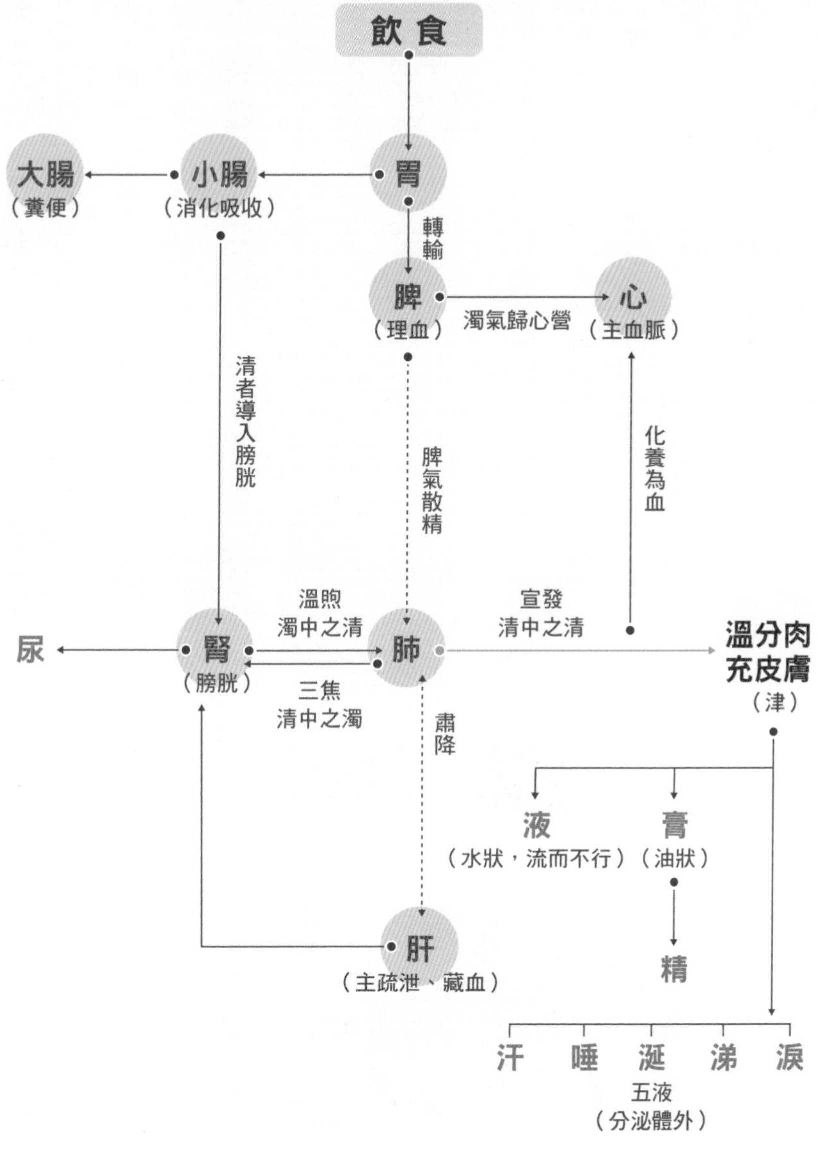
飲食
大腸
（糞便）
小腸
（消化吸收）
胃
轉輸
脾
（理血）
濁氣歸心營
心
（主血脈）
清者導入膀胱
脾氣散精
化養為血
溫煦
濁中之清
宣發
清中之清
尿
腎
（膀胱）
肺
溫分肉
充皮膚
（津）
三焦
清中之濁
肅降
液
（水狀，流而不行）
膏
（油狀）
肝
（主疏泄、藏血）
精
汗
唾
涎
涕
淚
五液
（分泌體外）

手臂肥腫——完美主義、急性子，造成心氣虧虛，自汗及盜汗

汗是由血液中的津液所化生的，津液透過陽氣蒸發氣化後，從汗腺毛孔排出來的液體就是汗液，汗液的分泌和排泄，是靠衛氣調節腠理的開闔作用。腠理開，則汗液排泄；腠理閉，則無汗。血為心所主，汗為血之液，而氣化而為汗，所以說「汗為心之液」。

汗的異常主要有自汗、盜汗兩種。自汗出現在心的氣血不足時，會引起病理性的出汗，如心氣虛、心陽不足的人容易動不動就出汗，常伴隨心悸或是胸悶。流汗過多，會耗傷心的氣血，出現心悸、頭暈，人在嚴重中暑脫水的時候，會大汗出而大傷陽氣，甚至會危及生命。

心陰虛的人，會出現夜間盜汗，汗的顏色偏黃、臉色潮紅、尿色偏黃，常合併自律神經失調、睡眠障礙、更年期障礙等症狀。內分泌或免疫系統失調，也可能引發盜汗或自汗現象。

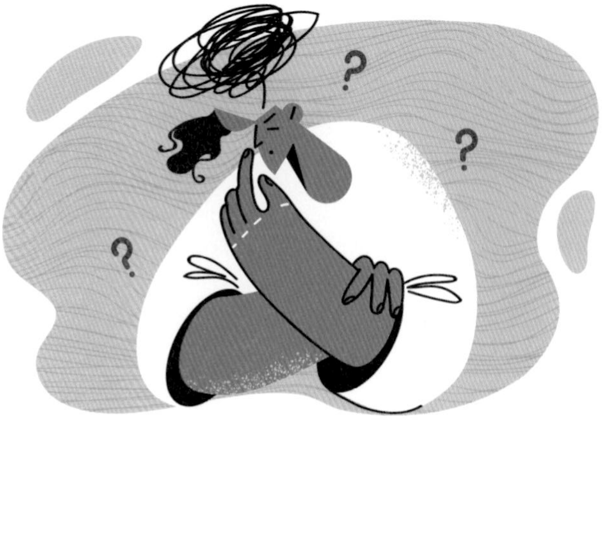

耗腦過度的人容易心氣耗損

心氣是如何被耗損的呢？想想我們每天看手機的時間愈來愈長，眼睛盯著手機螢幕看，螢幕發散出的藍光會使交感神經持續興奮，造成心跳加快、緊張感、瞳孔放大。低頭看手機的姿勢，也會讓頸部肌肉緊繃僵硬，頭部血液循環變差，造成頭昏頭脹，頭痛，精神差，記憶變差，情緒不穩、手麻等症狀。

中醫說「心主神明」，個性急躁、腦部思慮過度、勞累耗神、年老體衰、心血管疾病等原因，都會造成心氣虧虛，心氣虛的人清陽的氣無法上升到頭部，常會有頭昏耳鳴的症狀。

長期熬夜晚睡或睡眠障礙，或是長期心情鬱悶，過度勞累、營養失衡等因素。會造成身體造血不足，血不養心，就會出現心陰虛，表現為心慌、心煩、盜汗、少眠易醒、口乾舌燥等症狀。心屬火，腎為水，水火一起失調造成「心腎不交」，兼具心陰虛跟腎陰虛的症狀，出現恐慌症、失眠多夢、心悸、心煩，遺精，腰痠腿軟，潮熱盜汗，耳鳴，咽乾，夜間頻尿等症狀。

心氣虛造成血流推動力不足，產生血瘀；氣虛也會造成水液代謝失調，水液代謝不順利，就形成痰飲，甚至泛濫造成水腫。心氣虛的水腫以上半身為主，多表現臉部浮腫、手臂及肩背脂肪厚或是手部水腫。

上半身浮腫——缺乏運動的人容易肺氣虛

中醫認為肺為人體「水之上源」。體內水液的循環代謝，肺是第一個處理系統，肺通調水道透過兩種功能來執行，一種是肺的「宣發」功能，由肺氣協調推動水液向外到達皮膚毛孔，執行排汗作用及潤膚功能；另一種是肺的「肅降」功能，肺氣推動水液向下行到膀胱，由腎臟協同進行最後的氣化功能，再將水液提煉成精氣，散布到全身各處及五臟經脈，肺氣的宣發跟肅降出現問題，會導致痰濕水液停留在肺部或是體表。

受到低溫或是寒涼食物的影響，寒飲或是痰液累積在肺中，肺的肅降功能受阻，會出現胸口悶、呼吸喘促、咳嗽多痰的症狀，有時候氣管緊縮，一咳就咳不停，甚至咳到嘔吐，嚴重者會引發氣喘，造成呼吸困難。肺的宣發功能，需要毛孔的調節功能順暢，所以盡量不要整天待在冷氣房，適度運動讓毛孔能夠順暢地排泄汗液，潤澤皮膚，維持毛孔的調節能力，減少在體內堆積水濕。

肺氣是如何被耗損的呢？過度勞累、說很多話、過度流汗、中暑熱、感冒後遺症、久咳、缺乏運動、先天體虛、大病過後等因素都會造成肺氣虛。肺氣虛的人動了就喘，呼吸氣短，痰液清稀，說話無力，疲倦，面色白，畏風自汗等症狀，肺氣虛的水腫以上半身為主，多表現臉部浮腫或是手部水腫。

腹部脂肪肥厚——思慮過度、甜食控的人容易脾虛生濕

脾胃負責消化吃進來的食物，胃先受納食物，脾則負責分泌各種消化液，經過脾的運化，將營養物質送到其他臟腑去做分化。中醫說脾喜燥惡濕，正常狀況下，脾可以將體內的水濕正常代謝掉，但如果攝取進來的食物超過脾胃能夠消化的程度，就會在身體累積許多痰濕、水液。濕氣重的症狀如頭昏、頭重、身體四肢沉重、肌肉痠痛、關節屈伸不利、胸悶、腸胃脹、噁心想吐、大便軟或水瀉、舌苔厚膩等。

飲食精緻、過食寒涼、過度飲水

脾虛是如何造成的呢？脾為後天之本，脾主消化，所以脾氣虛的病因跟飲食習慣有直接的關聯。思傷脾，所以憂愁思慮過度也會損傷脾土，先天脾胃虛弱或是脾胃慢性發炎都會因引起脾氣虛。

嚴重的脾氣虛會進一步發展成脾陽虛，冰

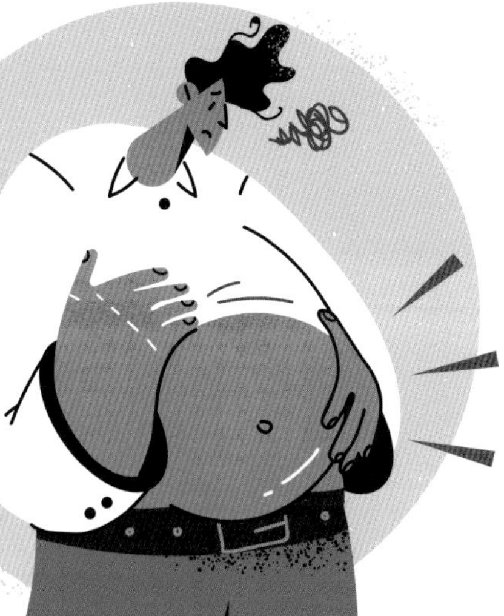

冷寒涼食物甚至是寒涼的藥物吃太多，都會損傷脾陽，產生胃寒症狀或是中氣下陷，出現慢性腹瀉、女性月經崩漏、胃下垂、子宮脫垂等症狀。

脾氣虛的人腹部脂肪多鬆軟肥厚，嚴重者腹部水腫，常常有腹脹或是胃酸逆流等症狀。

如何避免脾濕？

①**飲料不能取代水：**身體內的液體包括血液、淋巴液、組織液、汗液、尿液等，體液總量約為體重的六〇至七〇％，喝水是維持生命的基本物質。如果喝過多冰冷飲料，甚至經常以飲料代替水喝，會造成體溫降低，增加代謝廢物的滯留，降低全身的血液循環，體內水液滯留就會造成下肢及臉部浮腫，甚至全身性水腫。

②**使用除濕機：**濕邪有重濁、黏滯、趨下的特點，身處環境濕度大於六〇％以上，容易出現疲倦、想睡覺、流汗黏膩、身體沉重乏力等症狀，使用除濕機將環境的濕度控制在五〇到六〇％，是人體較舒適的濕度。身體長期處在濕氣過重的環境，水分無法順利排出，體內脂肪和糖分也無法完全被燃燒，會囤積慢慢形成肥胖。

全身水腫——心情鬱悶，飲食失調的人容易三焦阻塞

「三焦」是六腑中的一腑，又名「決瀆之官」，是全身氣的總司令，也是體內水液運行的通道。津液在上焦經過肺的宣發、肅降作用，在下焦經過腎的氣化作用，匯集到中焦脾胃，滋養全身臟腑經絡，這些津液在體內流通時走的通道就是「三焦」。

三焦是通行氣血和津液的一個通道，要保持通道順暢不堵塞，才能維持平衡的生理功能。生活中有太多導致三焦阻塞不通的病因，如個性緊張、工作壓力大、情緒憂鬱、睡眠不足、久坐或久站、缺乏運動、飲食不均衡、環境毒素等因素，進而衍生出來的各種症狀如頭痛、耳鳴、耳痛、腹脹、水腫、肩痛、肘臂外緣疼痛、發熱盜汗、咽喉乾痛等。

「上焦」要保持向上向外的「宣發」通暢，宣發受阻就會有胸悶、氣短、咳喘，慢性咳嗽、高血壓、高血脂、頸椎病、冠心病等病症；「中焦」要保持氣機「升降」平衡，升降不順，就會有胸悶、腹脹，打嗝噯氣，胸脅脹痛、胃食道逆流、肝病、椎間盤突出、腰痛等病症；「下焦」要保持「排泄」順暢，下焦不通，就會有肝腎功能異常，男性性功能障礙、攝護腺炎，女性子宮疾患及更年期障礙等病症。

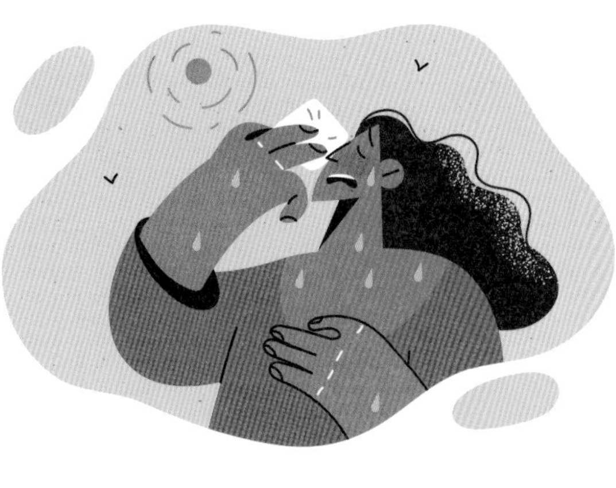

下半身水腫及臀部脂肪囤積——勞心耗神的人容易腎氣虛

腎為水臟，腎主水，調節全身津液的代謝，腎陰、腎陽調節腎氣的開闔，在腎的陰陽平衡下，身體的排泄功能就會維持正常。「腎」是先天之本，和人體的生長、發育、生殖及老化有關，中醫的「腎」包含了泌尿系統、生殖系統及內分泌系統，而腎臟是屬於泌尿系統的一部分，主要的功能是維持體液和電解質的平衡，將代謝廢物及多餘的水分及電解質藉由尿液排出體外，當腎臟功能受損，無法將水分、鹽分、毒素排出，就會使水分滯留在體內而形成水腫或是尿毒症等病症。

房事過度的人容易腎陽虛，熬夜緊張的人容易腎陰虛，體型下半身肥胖水腫。時常勞心耗神、情緒緊張，睡眠不足或是房事過度的人，體內的腎上腺皮質素過度分泌，容易耗損腎氣。女人腎氣虛容易造成卵巢的功能低下，或是荷爾蒙的分泌異常，下半身容易肥胖水腫，形成易腫、易胖體質。

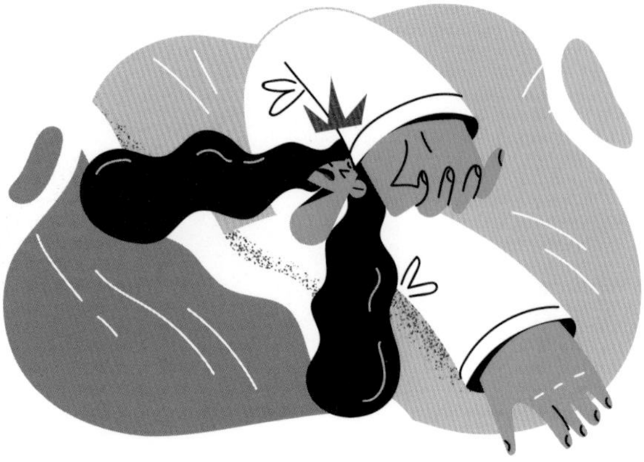

濕症有 5 種，你是哪一種？

- □ 早上起床感覺沉重疲勞感，頭部睏重、精神不好
- □ 全身肌肉痠痛，四肢沉重腫脹感
- □ 大便偏黏排不乾淨、或軟散、或腹瀉
- □ 血糖過高
- □ 刷牙時噁心乾嘔
- □ 臉或眼皮浮腫，下肢水腫
- □ 皮膚或頭髮容易出油
- □ 體脂過高（含膽固醇、三酸甘油脂）
- □ 女性白帶多
- □ 厚厚的白色或黃色舌苔
- □ 腹脹消化不良或食慾不好
- □ 男性頻尿，小便不順

痰濕體質的你

身材多肥胖，泡芙妹妹、血脂、血壓高

- 常吃甜食、精緻澱粉、高糖分水果、寒性食物、劣質油品、烤炸辣食物、冰冷飲料、啤酒等。
- 習慣晚睡，睡眠不足，運動量不足。
- 一天中吃東西或喝飲料次數過多。

症狀檢核

- ☐ **頭部：**頭重、睏倦、頭暈腦脹、腦霧。
- ☐ **呼吸系統：**鼻塞、鼻過敏、呼吸不順暢及咳嗽痰多。
- ☐ **眼睛：**視力模糊、眼皮浮腫或是眼屎多。
- ☐ **胸口：**胸悶、喉嚨卡痰。
- ☐ **腹部：**腹部脂肪厚、腹脹、腹瀉或便祕。
- ☐ **婦科系統：**白帶、月經不規則、多囊性卵巢、不孕症或子宮肌瘤。
- ☐ **男性泌尿系統：**攝護腺肥大、頻尿、腎功能異常。
- ☐ **四肢：**脂肪堆積、水腫、肌肉痠痛、靜脈曲張等症狀。
- ☐ **血液：**血脂異常，血管硬化阻塞。

改善痰濕體質，這樣做！

居家生活	□ 使用除濕機，將濕度維持在50至60%，是人體最舒適的濕度，除濕也能夠降低塵蟎的生長。 □ 淨化空氣，避免吸入過多空汙和二手、三手菸害。
飲食注意	□ 蔬菜類、全穀雜糧類、蛋白質，維持在211的比例，痰濕重的人需選擇優質澱粉，如白米、糙米或蕎麥等，優質澱粉量控制在每餐半碗以下；寒性水果及高升糖指數水果如西瓜、鳳梨、椰子、哈密瓜等會加重痰濕，應盡量避免食用。 □ 痰濕重的人需控制一天的液體攝取量，除了喝水以外，湯品、牛奶或是豆漿等流質食物也要併入一天的液體攝取量，一天的攝水量須視氣溫及流汗狀況調整，是維持在2000到2500毫升左右。 □ 痰濕重的人可以多吃健脾利濕、淡滲利濕的食材，如薏苡仁、赤小豆、茯苓、荷葉、陳皮、生薑、白扁豆、冬瓜、玉米鬚、鯉魚等。
精油療法	◇ 建議精油：柑橘類精油（葡萄柚、柑橘、檸檬、萊姆）、絲柏、生薑、迷迭香、尤加利、荳蔻、粉紅胡椒。 ◇ 擴香法：上述精油選擇1至3種，各1至2滴，滴入擴香儀中擴香。 ◇ 外用法：上述精油選擇1至3種，各2至3滴，以30毫升基底油稀釋後，塗抹在痰濕堆積的位置。

濕熱體質的你

煩躁易怒、怕熱、口渴、皮膚油膩、肝膽異常

- 常吃烤炸物、補品、零食、甜食、精緻澱粉、高糖分水果、食物、含糖飲料、酒癮等。
- 勞累熬夜，情緒壓力，運動量不足。
- 水分攝取不足，常用飲料代替水喝。

症狀檢核

- □ **頭部：**頭脹痛、煩躁。
- □ **口舌：**口渴、口苦、口臭、舌苔厚膩。
- □ **皮膚：**身體熱，流汗酸臭、皮膚出油、皮膚癢，痤瘡（青春痘）常長在臉部及背部，全身性濕疹或是過敏性皮膚炎等症狀。
- □ **排泄系統：**小便顏色較深、尿騷味重、大便黏滯、排不乾淨、腹瀉，大便臭穢、排氣味道重、痔瘡、腸漏症。
- □ **呼吸系統：**鼻咽炎、鼻竇炎、扁桃腺炎、常引起發燒。
- □ **內科系統：**胃炎、肝膽濕熱較重者容易出現肝膽發炎或黃疸，臨床表現為眼白、臉及皮膚都出現黃色鮮如橘，發熱口渴，肝膽指數異常。
- □ **婦科系統：**陰道炎、尿道炎。

改善濕熱體質，這樣做！

居家生活	☐ 使用除濕機，將濕度維持在50至60%，是人體最舒適的濕度，除濕也能夠降低細菌及黴菌的滋生。淨化空氣，避免空汙及二手、三手菸害。 ☐ 維持良好的衛生習慣，身體及環境保持清潔，流汗後盡快用水擦乾，避免汗液黏滯在皮膚滋生細菌，保持衣物襪子的乾淨清爽。
飲食注意	☐ 烹調食物時避免烤、炸、辣、糖、味精等過度調味；盡量減少肉類跟澱粉一起煮，例如羹湯、酥炸排骨或炸雞、漢堡或是土司夾肉，會增加體內的濕熱堆積。 ☐ 濕熱重的人一天的水量一般是維持在2000到2500毫升左右，流汗多的人須維持在2500到3000毫升左右。 ☐ 濕熱重的人因為身體很熱，口很渴，所以很喜歡冰品沁涼痛快的感覺，但是從嘴巴、食道一直到腸胃道，都被冰品冰鎮了，常引起胸悶、有痰以及腸胃脹氣、腹痛等症狀。這些冰品到了胃腸化成濕熱，反而會加重口渴的狀況，所以無法取代水。 ☐ 避免炒花生、龍眼肉、酒、麻油、補鍋、龍眼等食物，可以多吃甘平或甘寒的食材，如綠豆、白蘿蔔、白扁豆、決明子、菊花、赤小豆、苦瓜、鯽魚、空心菜、莧菜、芹菜、黃瓜、冬瓜、蓮藕等；中暑嚴重的時候可以吃一點西瓜，但須控制適量，過量會引起腹瀉或女性白帶等症狀。
精油療法	◊ 建議精油：薄荷、杜松、天竺葵、茶樹、檸檬、絲柏、羅馬洋甘菊、綠薄荷。 ◊ 擴香法：上述精油選擇1至3種，各1至2滴，滴入擴香儀中擴香。 ◊ 外用法：上述精油選擇1至3種，各2至3滴，以30毫升基底油稀釋後，塗抹在濕熱堆積的位置。

寒濕體質的你

怕冷、腹瀉、四肢冰冷、水腫

- 經常吃冰冷或寒涼食物、啤酒等。
- 長期居住在寒冷又潮濕的環境，天氣寒冷時沒有做好保暖。
- 直吹電風扇、冷氣空調過冷或是長期待在冷氣房裡，或頻繁進出悶熱環境跟冷氣房。
- 習慣晚睡，運動量不足。

症狀檢核

- □ **頭部：**緊繃感或後腦頭痛、精神疲累，面部浮腫。
- □ **身體：**畏寒怕冷，流汗不多、肩頸強硬，腰部以下有腫脹感，全身痠痛。
- □ **四肢：**容易手腳冰冷、肌肉痙攣或膝蓋關節僵硬、屈伸不利。
- □ **內科系統：**胃脘疼。
- □ **生殖系統：**白帶，偏向水狀分泌物或子宮脹悶及下墜感。
- □ **排泄系統：**頻尿、大便偏軟，或腹瀉。

改善寒濕體質，這樣做！

居家生活	□ 冬天寒流來襲，可以使用暖氣讓室溫設定在20度左右，濕度維持在50至60%，這是冬天最適合的溫度及濕度。 □ 夏天冷氣過冷也可能是寒濕的來源，尤其是凌晨時段，冷氣過冷或是電風扇直吹都容易造成鼻子過敏或咳嗽。 □ 從悶熱的戶外進入冷氣房之前，先將頭部、臉上及身上的汗擦乾，如果冷氣過冷也要加一件薄長袖外衣。 □ 淨化空氣，避免吸入過多的空汙和二手、三手菸害。 □ 天冷時盡量不要碰冷水，用溫水洗臉刷牙，洗碗做家事要戴手套，避免寒氣從皮膚進入，造成打噴嚏、流鼻水或是皮膚凍傷龜裂。
飲食注意	□ 冬天喝溫水除了能夠維持體溫恆定，加強身體機能代謝，盡量飲用接近體溫的開水，最適宜的水溫是35至40度，即使在冬天也不要超過50度，太燙的水容易燙傷口腔及消化道。 □ 寒濕的人須控制水量，一天的水量一般是維持在1500至2000毫升左右，如果有水腫症狀需減到1200至1500毫升。 □ 適量在食物中加入辛香料的食材，大多偏溫熱，有發汗解表，溫中散寒的作用，有助於去除體內寒氣，如蔥、薑、蒜、大蒜、茴香、羅勒、香菜、花椒等。 □ 中醫常用的四神湯，以芡實、蓮子、山藥、茯苓四味藥燉煮豬肚，有溫脾健胃、補腎利濕的作用。 □ 新鮮廣藿香煮水喝，用於寒濕阻塞在胃部，導致噁心嘔吐、腹脹腹瀉，寒濕閉暑，胸悶倦怠，頭痛等的症狀。
精油療法	◇ 建議精油：生薑、黑胡椒、廣藿香、乳香、葡萄柚、薑黃。 ◇ 擴香法：上述精油選擇1至3種，各1至2滴，滴入擴香儀中擴香。 ◇ 外用法：上述精油選擇1至3種，各2至3滴，以30毫升基底油稀釋後，塗抹在身體冰涼的位置。

風濕體質的你

關節容易僵硬、紅腫疼痛

- 天冷時沒有做好保暖，流汗後吹風、產後受涼、電風扇直吹或是空調過強。
- 常吃冰冷或寒涼食物，或是烤炸辣食物、甜食、精緻澱粉等。
- 長期居住在風大潮濕的環境中。
- 筋骨勞損或是受傷、年老體衰。
- 時常久坐或維持一個固定姿勢，運動量不足。

症狀檢核

- □ **風痹：**身體皮膚、關節、經絡會發生不定處的疼痛。大多先發於上肢及肩背的部位，可能會伴隨流汗怕風的症狀。
- □ **寒痹：**關節僵硬疼痛，熱敷後可以緩解，可能會伴隨怕冷、四肢冰冷、筋骨抽筋、關節屈伸不利索的症狀。
- □ **濕痹：**關節跟肌肉腫脹疼痛、沉重麻木，可能會伴隨頭重、胸悶、消化不良、腹瀉、疲倦等症狀。
- □ **熱痹：**肌肉關節發炎（紅腫熱痛），通常是急性發炎，疼痛較為劇烈，可能會伴隨身體熱、口渴、或是紅斑結節等症狀。

改善風濕體質，這樣做！

居家生活	□ 低溫、風大或是下雨潮濕的天氣，需做好四肢關節的保暖，如果穿短褲、短袖，皮膚毛孔直接受到風寒濕邪侵犯，容易引發各種風濕症狀。 □ 睡覺時的空調過冷或是風扇直吹，也可能是風濕關節炎或是產後風濕的來源，許多人起床覺得全身痠痛，或是落枕，有可能是風濕引起的。 □ 要加強保護背部的風門穴以及頸後的風池處，風寒濕外邪容易由此進入身體，可以披上圍巾或連帽外套做保暖。
飲食注意	□ 風痹者可用蔥、薑等辛溫發散食物，作為料理的佐料；寒痹者可用胡椒、乾薑等溫熱食物，作為料理的佐料；濕痹者可用茯苓、薏苡仁等中藥；熱痹者一般是濕熱夾雜，可多吃黃豆芽、綠豆芽、絲瓜、冬瓜、薏苡仁等食物。 □ 喝溫水，加強身體機能代謝，最適宜的水溫是35至40度。 □ 多攝取全穀類及綠葉蔬菜，鈣質與維生素D豐富的食物，如小魚乾、豆製品、堅果類等；富含omega－3脂肪酸的食物如鮪魚、鯡魚、鮭魚、鯖魚、秋刀魚和沙丁魚、魚油、魚肝油、亞麻籽油等食物。
精油療法	◊ 建議精油：冬青、白樺木、冷杉、胡椒薄荷、乳香、薑黃、永久花、藍艾菊、黑胡椒。 ◊ 擴香法：上述精油選擇1至3種，各1至2滴，滴入擴香儀中擴香。 ◊ 外用法：上述精油選擇1至3種，各2至3滴，以30毫升基底油稀釋後，塗抹在關節及身體疼痛處。

□ 風、寒、濕、熱外邪在身體中互相糾纏，會造成慢性關節炎，會讓關節嚴重發炎，局部疼痛甚至影響身體活動。

虛濕體質的你

容易出汗、怕冷、怕熱也怕風、身倦、常感冒

- 過度緊張、急性子。
- 工作時間過長、說太多話、進食時間不正常。
- 長久勞累、晚睡熬夜、運動不足、營養失調。
- 生活作息不正常，房事過度。

症狀檢核

- □ **頭部**：容易出汗，伴隨心悸頭暈，面色白。
- □ **身體**：抵抗力差、體力差、疲倦，一動就滿身大汗，稱為「自汗」。
- □ **舌頭**：舌頭胖大、舌頭邊緣有齒痕，舌苔白滑膩。
- □ **呼吸系統**：胸悶氣短、呼吸不順暢、痰多、咳嗽、鼻過敏，常感冒、怕風、怕冷也怕熱，遇到冷空氣就鼻塞、流鼻涕。
- □ **內科系統**：消化不良，腹部水腫、腹部脂肪堆積。
- □ **排泄系統**：排尿不暢以及腎解毒功能下降，並影響內分泌系統的運作。

改善虛濕體質，這樣做！

居家生活	□ 補虛之前先止損！先檢視自己氣的「缺口」在哪裡？是否過度緊張、急性子、工作時間過長、說太多話、晚睡熬夜、運動不足、營養失調、進食時間不正常、房事過度等，找出這些氣的缺口，調整生活方式，止住氣的損耗。 □ 養氣先養心！七情過度是造成身體各種虛損的主要來源，「七情」是喜、怒、憂、思、悲、恐、驚，七情對應五臟，喜傷心、怒傷肝、思傷脾、悲傷肺、恐傷腎，七情過度會導致五臟氣血功能失調，產生各種疾病，因此應維持心情平和，適度紓壓，保持腦部正向思考。 □ 養氣最重要的是睡眠跟運動。睡眠應維持7至8小時，並遵循十二經絡養生時間，維持身體功能規律運作；多做養氣類的運動如有氧運動、太極拳、慢跑、散步、騎腳踏車等。
飲食注意	□ 凡是寒涼或是難以消化的食物，都會引起氣的阻礙，氣虛的人多半消化能力差，盡量避免吃大餐或是吃太飽的情形。 □ 補氣虛的藥材可以選擇人參、西洋參、白扁豆、黃耆、山藥、甘草、紅棗、大棗、枸杞子、何首烏等；另外常吃白米、蓮子、薏苡仁、小米、山藥、南瓜、馬鈴薯、香菇、牛肉、雞肉、鯽魚等都有補氣功能。
精油療法	**建議精油**：冷杉、檀香、杜松、柑橘、迷迭香、古巴香脂、絲柏。 **擴香法**：上述精油選擇1至3種，各1至2滴，滴入擴香儀中擴香。 **外用法**：上述精油選擇1至3種，各2至3滴，以30毫升基底油稀釋後，塗抹在身體不適處。

第二篇

排濕的飲食
中醫斷食168

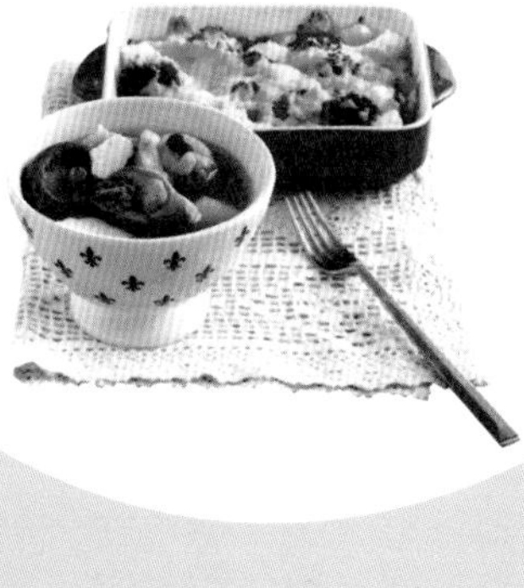

[2-1]

十二經絡養生時間，掌握身體運作關鍵時刻

《黃帝內經》中記載，一天二十四小時，分成十二個時辰，每個時辰都對應著人體十二經絡的運行，也就是說人的一天當中，每一個時辰的身體狀況是不同的，特別是當身體處在亞健康狀態時，身體出現了許多不舒服的症狀，身心都很疲累，但是西醫的檢查數據卻都是正常的，這時候就要注意身體的平衡是否出現問題了。掌握十二經絡運作的規律，在一天中的各個時辰，根據當時氣血運行到各個臟腑的盈虧，去調整生活以及飲食的模式，讓身體維持在蹺蹺板的平衡點上，身體就會維持健康而有活力。

中醫十二時辰養生法＋168間歇性斷食法＝中醫斷食168

「中醫十二時辰養生法」跟「168間歇性斷食法」都是跟「時間」有關的養生管理法。簡單地說，中醫十二時辰的養生法，就是跟隨著身體氣血的運行，去幫身體選擇加分的生活模式以及食物，並

減少扣分的行為模式。而「168斷食法」又稱為「間歇性斷食法」，也是一種根據身體的代謝功能，去控制進食的時間，當身體在一天二十四小時當中，有十六個小時以上維持在斷食狀態，身體會啟動許多自我修復的功能，當身體斷食十六個小時以上，細胞轉而利用酮體來做為能量來源時，頭腦會更加清晰，情緒、記憶以及學習能力都能提升，同時能降低體內的血糖及膽固醇，促進脂肪燃燒，細胞會啟動自噬反應，降低身體發炎，並延緩老化。

研究證實間歇性斷食的好處很多，而這些好處恰能因應現代人因為飲食精緻以及進食時間混亂而產生的「胰島素阻抗」，而中醫稱這些脂肪及血糖等代謝物質為「痰」「飲」「水」「濕」，將「中醫十二時辰養生法」跟「168間歇性斷食法」結合形成「中醫斷食168法」，能夠達到養生及預防肥胖、慢性病的目的，讓168間歇性斷食更加有效又健康。

什麼是「胰島素阻抗」？

研究顯示許多代謝性疾病如肥胖、高血壓、糖尿病、心血管等疾病都和「胰島素阻抗（Insulin Resistance，IR）」有密切的關係。胰島素可以將血液中過多的葡萄糖，儲存成肝醣或是脂肪，因此當血液中的葡萄糖增加時，胰島素就會一直被分泌出來，過多的胰島素會使身體的細胞特別是肝臟、肌肉、脂肪細胞漸漸地對胰島素的敏感性降低，血液中的葡萄糖無法順利進入細胞內進行分解及能量的提供，導致胰臟必須分泌更多的胰島素，血液中出現高濃度胰島素的現象，這就是所謂的「胰島素阻抗」。

胰島素阻抗的產生主要跟高升糖食物或是一天中吃東西次數太多有直接的關係。從早餐講起，早餐店中幾乎所有菜單上的食物，如麵包、土司、貝果、漢堡……等精緻澱粉，都可以讓血糖升高，若再配上含糖飲料，那麼血糖就升得更高了。此外，除了三餐吃的麵、飯、碳水化合物高的食物以外，如果餐間再吃個下午茶點心或喝杯飲料，晚飯後再吃水果或是睡前的宵夜，一整天下來胰島素至少需要分泌五次以上。

雖然血糖值正常，但胰島素過高可能是糖尿病前期

事實上，許多的孩童也存在這種多餐高糖的飲食習慣，孩童的血糖值多半是正常的，但如果是過胖的孩童，或是在後頸、腋下或鼠蹊部皮膚出現粗糙的黑色素沈澱

胰島素阻抗指數（HOMA-IR）=（飯前血糖值×飯前胰島素值）÷405

＊胰島素阻抗指數（HOMA-IR）≦1.4 正常

＊胰島素阻抗指數（HOMA-IR）1.5–1.9 表示輕微的胰島素阻抗，要注意控糖及碳水化合物

＊胰島素阻抗指數（HOMA-IR）≧2，表示胰島素阻抗較嚴重，罹患糖尿病的風險較高

（稱為黑色棘皮症），就可以多檢測一個飯前胰島素的數值，去推算胰島素阻抗指數（HOMA-IR）是否過高。

胰島素就像街上跑的外送員，將血液裡的葡萄糖（訂單）送進家中（細胞），胰島素是由胰臟的β細胞所分泌的，胰島素會把從脾胃吸收進來的血糖，以肝醣的型態運送到肝臟和肌肉儲存，以備供給身體能量來源，如果肝臟和肌肉的儲存量滿了，超出的葡萄糖就會以三酸甘油酯的形式儲存到脂肪細胞。

想像一下，Uber Eat突然湧入大量的外送訂單（葡萄糖），許多的外送員（胰島素）接單後準備配送到家家戶戶（人體細胞），每個外送員（胰島素）將訂單（葡萄糖）送進家家戶戶（人體細胞）。如果外送訂單（葡萄糖）太多，但是家家戶戶（人體細胞）消耗不完這些食物，不再把訂單（葡萄糖）拿回家中（細胞），就會造成更多的外送員（胰島素）帶著訂單（葡萄糖）滿街跑（血液中）。

體內有胰島素阻抗的人，容易累積脂肪而引起肥胖，脂肪容易堆積在腹部跟腰部兩側，就算剛吃飽沒多久，也時常有飢餓感，伴隨口乾舌燥、脂肪肝、女性則容易出現多囊性卵巢症候群，造成月經不規則甚至不孕症。

脂肪剋星——升糖素（Glucagon）

升糖素（Glucagon）由胰臟的α細胞分泌，跟胰島素是互相拮抗、相互平衡去維持血糖的恆定性。升糖素是在血糖下降、胰島素降低時分泌，會促進葡萄糖和脂肪酸的釋放，使血糖升高，維持血糖的穩定，促進分解脂肪來達到減肥的效果，因此可說是脂肪的剋星。

為何會造成「胰島素阻抗」呢？

① **高升糖食物及過量飲食：**醣類是刺激胰島素分泌最重要的來源，長期食用高升糖食物如甜食、高果糖水果以及精緻澱粉食物，會引起胰島素阻抗。應該控制食物量，不要吃過飽，多選擇低碳水化合物、高纖、高蛋白食物。

② **進食次數過多：**餐間不要再吃點心零食、飲料，進食次數過多會導致體內胰島素不斷上升，升糖素就不會上升，造成身體產生的發炎反應以及脂肪囤積，而過多的脂肪也會干擾胰島素的訊號，造成更多的胰島素分泌，形成一個惡性循環，因此少量多餐會導致肥胖。

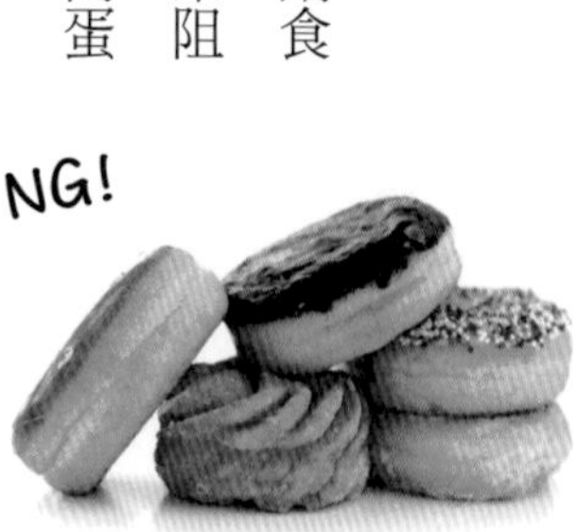

③ **壓力荷爾蒙：**長期處在緊張壓力下，會導致體內皮質醇的分泌量增加，皮質醇又稱壓力賀爾蒙，由腎上腺分泌，會減少飽足感、時常有飢餓感，腦袋常想到高熱量、高甜度的食物，

甚至會暴飲暴食來緩解壓力，增加體內胰島素阻抗，造成脂肪慢慢囤積。

④**缺乏運動**：缺乏運動，常常坐著、躺著是造成高血糖的風險因素，透過有氧運動可提升心肺循環，透過肌肉訓練運動，可使肌肉中的肝醣儲存量增加，長期規律性的運動有助於提升胰島素敏感度。

⑤**不斷出現的飢餓感**：當體內胰島素不斷上升，升糖素無法升高的時候，會出現假性飢餓感，這時候如果能夠忍耐一下，喝一杯水，大約半小時後飢餓感就不見了，忍住不進食後升糖素上升，才能啟動脂肪分解，有助於減重。

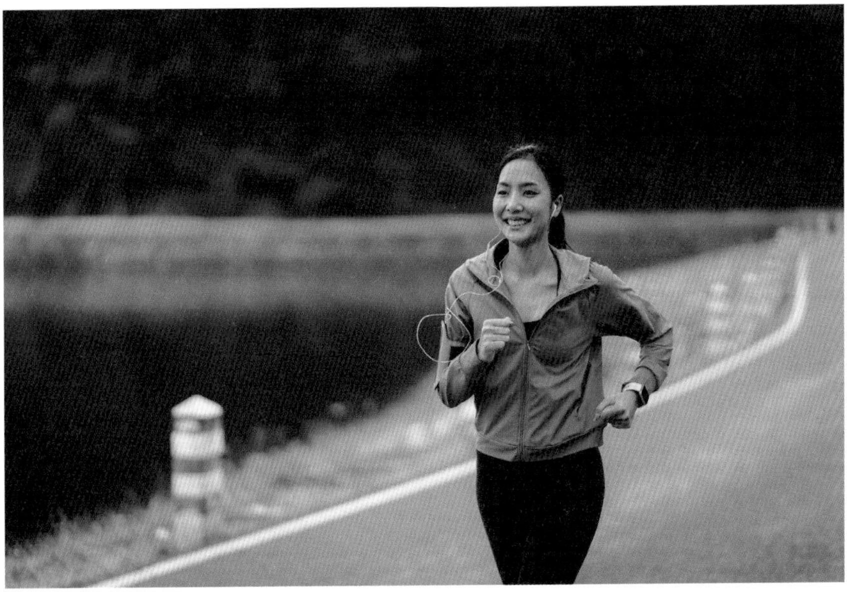

[2-2]

中醫斷食168，輕鬆做

中醫斷食168法，可提供兩種建議方案，主要的差別在於斷食分配時間的不同。如何選擇適合自己的中醫斷食168方案呢？有以下幾種判斷方式。

（一）選擇自己最容易做到的方案

最簡單的執行方式是選擇自己最容易做到的方案，例如有些人原本就睡得很晚，跳過早餐吃中餐的，就適合選擇【方案一】來做斷食；相反地，每天早睡早起、做早市工作的人，或是需要大量體力勞力的人，就可以選擇【方案二】來執行斷食。

（二）因應個人體質的需要 順著十二經絡運作的功能

也可以因應個人體質的需要，順著十二經絡運作的功能，去選擇適合自己的中醫斷食168方案，例如早上起床食慾不好或胃熱症狀者，就可以選擇**【方案一】**，也就是在早上足陽明胃經的時間（早上七至九點）維持在斷食狀態，讓胃好好休息，待下一餐開食的時候，讓胃腸能夠順利地執行消化功能。

或是體質水濕較重，久坐辦公室後就容易腳腫，小便不順或是夜間頻尿，早上醒來臉跟眼皮容易浮腫，這種體質就可以選擇**【方案二】**來做斷食，也就是在傍晚腎經時間（傍晚七至九點）以及晚上三焦經（晚上九至十一點）的時間，維持在斷食狀態，加強水分代謝功能。

〔三〕兩者交替執行

也可以**【方案一】**、**【方案二】**交替著做，例如一周執行**【方案一】**，下周執行**【方案二】**，如此讓身體接受不同的斷食方式，加強體內代謝功能的啟動。

中醫斷食168〔方案一〕

晚上七至八點前完成晚餐後，開始斷食到隔天早上十一至十二點開食。也就是早餐不吃，到中午十一至十二點再吃午餐，晚上七至八點完成晚餐。

【適合族群】

① 早上睡得比較晚起床者。

② 上班很趕時間，沒時間好好吃早餐者。

③早上起床食慾不好，腸胃脹氣，或是胃經表現過亢者，也就是中醫所謂「胃熱」的症狀，如身體熱，容易飢餓吃不飽，小便色黃，口乾舌燥，口臭等，在早上大腸經、胃經、脾經的時段（早上五至十一點）做斷食，能夠減輕胃熱症狀及消化系統的負擔。

④胰島素阻抗較嚴重者。

胰島素阻抗跟晝夜節律有關，胰島素阻抗通常在早晨較高，在晚上較低。體內的腎上腺糖皮質激素，在早上八點是分泌高峰期，此時進食吃早餐，體內胰島素會升高，讓胰島素阻抗更加嚴重。

中醫斷食168（方案二）

早上七至八點吃早餐，下午三至四點吃完午餐後，開始斷食到隔天早上七至八點。也就是晚餐不吃，早餐早上七至八點吃，午餐下午三至四點吃。

【適合族群】

①需要體力、勞力工作者。

②早餐飯後需服西藥者。

③早睡早起者。

④屬於胃虛、胃寒，沒吃早餐會很無力，白天體力精神較差者，症狀是身體容易發冷，胃部寒冷感。這類體質的人需要吃早餐，並且可以吃些溫暖脾胃的食物。

⑤體質水濕較重者，容易水腫、眼皮浮腫、眼袋大或小便不利者，在傍晚腎經時間（傍晚七至九點），以及晚上三焦經（晚上九至十一點）的時間，維持在斷食狀態，能加強水分代謝功能。

不論是**【方案一】**或是**【方案二】**，斷食時間都涵蓋到晚上七點（即心包經的時辰）以後，包括進入睡眠的時間。

身體在經過一天的勞累耗神之後，從晚上七至九點心包經時辰，開始修復心臟血液循環；經過晚上九點至十一點三焦經時辰，調整身體氣血運行及內分泌系統；到了晚上十一點至一點膽經以及凌晨一點至三點肝經時辰，進入睡眠讓身體進入重要的修復功能；到了凌晨三點至五點的肺經時辰，身體進入深沉睡眠並進行修補肺氣。

在這些時辰中，身體處於各個經絡的內在修復狀態，就好像手機需要充電以及更新一樣，如果在修復的時段，進食或是熬夜、喝酒，因體內的血糖以及胰島素上升，脾胃需要消化代謝這些食物，肝膽分散了原來該執行的各種功能，無法好好修復，造成代謝的負擔，體脂、血糖必然慢慢失控，日久便會形成各種代謝疾病，甚至會影響到內分泌以及自律神經系統的平衡。

[2-3]

十二經絡養生時段與168斷食

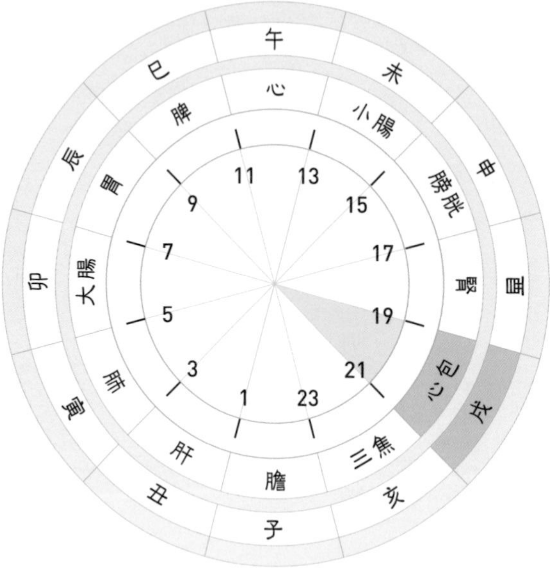

在一天的勞心耗神後，心包經時辰應保持身心放鬆

【手厥陰心包經】晚上七點至九點（戌時）

此時氣血流向心包經，心包經走在胸中，跟上中下三焦交絡在一起，和心、胸、胃、神經系統有關，主要病症為神識異常、自律神經失調、失眠、心悸、胸悶、心前區疼痛、腋部腫脹及肘臂攣急等。

心包經的主要作用在心臟血管系統，能瀉上焦熱，也就是橫膈膜以上部位的虛熱症。經過一天勞心勞力的工作後，心包經的時辰一定要放鬆心情，讓腦部放空，可以散步、做瑜伽、皮拉提斯等運動。運動一個小時以上，腦內會分泌一種叫腦內啡（endorphin）的荷爾蒙，能減輕壓力、緊張和焦慮，緩解疼痛，透過運動消除白天腦部的壓力，並且讓緊繃的肌肉放鬆開來，紓解一整天的工作疲勞。

中醫斷食168〔方案一〕晚上七點前完成晚餐，飯後兩小時，血糖升高，胰島素分泌

進餐後的兩小時是心包經的時辰，這個時段對心臟血管系統的健康非常重要，所以晚餐要避免高升糖、高脂肪的食物，如甜食、油炸食品、加工肉品、過鹹等食物，以免造成心包經的負擔。晚餐的食物可多吃護心的食物，如紅地瓜、紅鳳菜、深綠色蔬菜、紅麴、紅椒、紅豆、橄欖油、大蒜、櫻桃、莓果、核桃等。

進餐後的兩小時，脾胃負責消化食物裡的碳水化合物、蛋白質和脂肪，將它們轉化成葡萄糖、胺基酸以及脂肪酸。當身體攝取的碳水化合物過多，胰臟會分泌過多的胰島素，把生成的葡萄糖輸送到全身細胞，多餘的葡萄糖以肝醣的形式貯存在肝臟，有些則轉化成脂肪組織，脂肪細胞會在身體各處儲存三酸甘油酯，尤其是腹部脂肪的累積。

中醫斷食168〔方案二〕飯後四至六小時，肝醣儲存量下降

心包經的時辰已經斷食四至六小時，當前一餐的營養素都被吸收進入血液裡，胰島素分泌量會下降，身體會開始消耗儲存的血糖，肝臟為了維持血糖的穩定會開始分解肝醣。

最好做運動，如散步、快走、瑜伽、皮拉提斯等，促進心肺功能，增加心臟血流量，也可以加強上半身如胸、肩臂等心包經循行部位的肌力訓練。

身體除濕的重要時辰，
控制飲水量，情緒平和放鬆，
睡前三焦經絡精油按摩

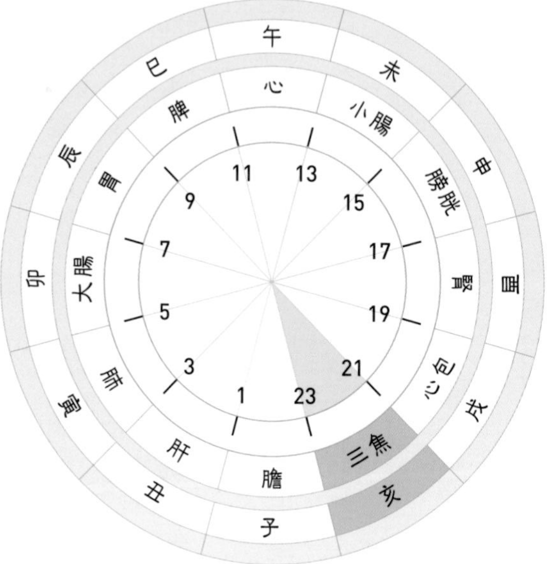

【手少陽三焦經】晚上九點至十一點（亥時）

此時氣血流向三焦經，上焦心肺，中焦脾胃、肝膽，下焦腎、膀胱、大小腸。三焦經是人體氣血的要道，掌管人體的氣，負責連貫臟腑間升降出入的通道，也是全身水液運行的主要通道。主要病症有眼外角疼痛、耳鳴、耳聾、耳痛、咽喉腫痛、顏面神經麻痺、肩痛、上肢外側疼痛等。

三焦經是陰盛的經脈，掌管體內水分代謝，所以三焦經的時辰是身體除濕的重要時辰。此時不宜多喝水，尤其是冰品飲料或是重鹹食物，會造成水分滯留，特別是上半身、手臂以及手指的水腫。

當氣血集中到手少陽三焦經的時辰，是加強氣血及水液流通的好時機，此時應適度運動，可從事氣功或太極拳，或是鍛鍊手肘跟肩臂肌力的核心運動，但應避免過度激烈的運動，以免引起腦部亢奮而影響入睡。

適度運動過後，要開始入睡的準備，可以運用植物精油療法配合經絡按摩、瑜伽、冥想、聽音樂等方法，調節自律神經、放鬆情緒，準備進入好品質的睡眠狀態。

中醫斷食168（方案一） 飯後二至四小時，胰島素作用後，血糖慢慢下降回到正常值

飯後二至四小時進入三焦經時辰，食物被消化之後，體內血糖慢慢降回正常值，如果在這個時候吃宵夜、水果或是含糖飲料，會造成胰島素再度上升，阻礙了三焦經的運化功能，造成水濕堆積，特別是攝取高油、高鹽、高糖的食物之後，早上醒來會感到身體浮腫，尤其是集中在臉部及眼臉部位，造成身體的沉重感。

中醫斷食168（方案二） 斷食六至八小時，肝醣儲存量下降，身體除濕的重要時辰

此時已斷食六至八小時，血糖濃度降低，肝臟為了維持血糖的穩定，會分解肝醣成為葡萄糖，送到身體各部位做為能量來源。若是運動時流較多汗，則需要補充足夠的水分，喝水量依流汗量做調控。

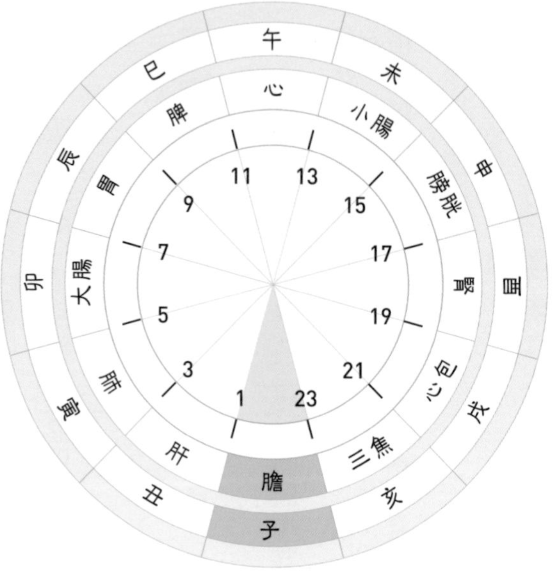

（進入睡眠，養陰生息）

【足少陽膽經】晚上十一點至一點（子時）

膽經時辰身體進入自我修復狀態，應入睡休息，養陰生息。睡著後膽汁的分泌順暢，膽汁能夠促進脂肪及脂溶性維生素的消化吸收，促進膽固醇的溶解，防止脂肪堆積，增加腸胃道益菌的生成。

白天勞心傷神的人，在膽經時辰就要入睡，讓膽經好好修復，進入下一個肝經時辰也能順利執行解毒功能。膽經時辰是瘦體素（Leptin）分泌的高峰時間。瘦體素由小腸內的脂肪細胞及腸上皮細胞所分泌，主要作用是抑制食慾，讓我們有飽足感，並降低脂肪的儲存。在我們進食後，瘦體素會傳遞給大腦飽足感的訊號，但是在肥胖的人身上，也常發現瘦體素阻抗的問題，也就是吃不飽的感覺，導致沒有節制地一直吃東西。想要讓瘦體素的作用有效發揮，關鍵在於保持瘦體素的活性。研究發現，若是連續兩天睡眠時間少於四小時，瘦體素（Leptin）的分泌量會減少大約十八％，因此長期在肝膽時辰熬夜的人，瘦體素的分泌會大幅降低，增加飢餓感以及脂肪堆積，並且難以抗拒宵夜的誘惑。

中醫斷食168（方案一）斷食四至六小時，肝醣儲存量下降

身體自行執行修復機能，是瘦體素分泌的高峰時間，促進脂肪分解，此時必須進入睡眠休息，斷食的效果才會更好。此時已斷食四至六小時，胰島素開始下降，身體會開始消耗儲存的血糖，肝臟為了維持血糖的穩定也會開始分解肝醣，肝醣儲存量下降。

中醫斷食168（方案二）斷食八至十小時，肝醣下降，醣質新生，快速燃燒脂肪

身體在睡眠休息狀態，體內的升糖素（glucagon）分解儲存在肌肉和肝臟的肝醣，啟動分解脂肪的作用，而加上瘦體素分泌的高峰，加速分解體內儲存的脂肪。

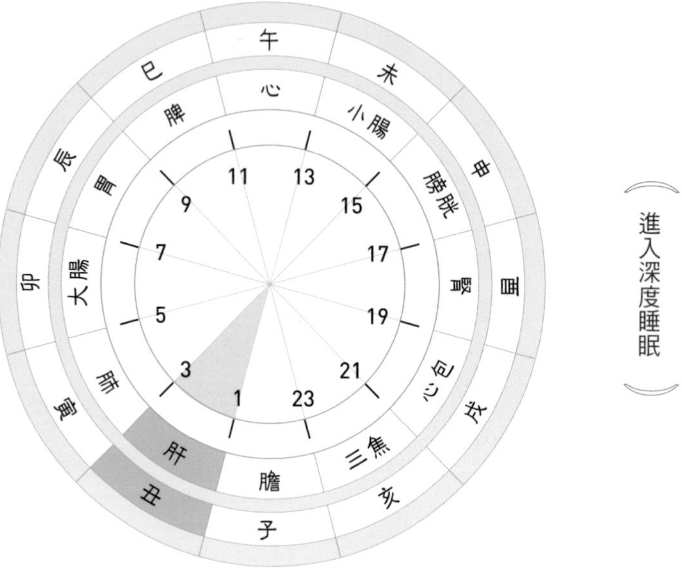

【足厥陰肝經】凌晨一點至三點（丑時）

此時氣血流向肝經，肝經有疏泄和藏血兩大功能。疏就是疏通，泄就是升發、發泄，主要能疏通人體各臟腑功能的氣機，因此所有的憤怒、不平、不滿鬱悶、怨恨……等情緒都會積壓在此，肝經一旦氣鬱不順，就失去疏利三焦，通調水道的作用，所以會連帶引起其他臟腑的氣機阻塞，氣滯則血瘀，氣不通就產生各種疼痛，氣鬱則水不行造成濕氣，體內就會衍生各種病症。

肝經跟泌尿生殖系統及眼、乳房等處疾病有關，主要病症為胸悶、嘔吐、腰痛、腹瀉、下腹腫、疝氣、漏尿、大腿內側痛、膝關節痛等。

肝藏血，是指肝臟儲存血液和調節血量，負責疏通女性的月經功能，同時也調整月經的血量，因此肝經對月經及懷孕生產非常重要。

肝主筋，肝經時間特別容易抽筋的人，睡前最好做伸展運動，並保持平和放鬆狀態入眠，才能有良好的睡眠品質。這個時辰如果熬夜或是生氣很容易傷肝，影響自律神經系統。若此時進食或是喝酒，容易造成肝臟堆積脂肪形成脂肪肝，同時也干擾了肝臟的解毒及修復功能，造成肝臟功能下降。

中醫斷食168（方案一） 斷食六至八小時，肝醣儲存量下降

體內血糖降低，身體進入肝經時辰，肝臟為了維持血糖的穩定就會分解肝醣成為葡萄糖，送到身體各部位做為能量來源，這時候必須熟睡，讓肝臟進入完全修復狀態，此時是瘦體素分泌的高峰，體內儲存的脂肪更加有效地被分解。

中醫斷食168（方案二） 斷食十至十二小時，肝醣下降，醣質新生，燃燒脂肪

身體進入熟睡狀態，以燃燒脂肪來提供身體能源，體內多餘的脂肪被慢慢代謝掉，此時是瘦體素分泌的高峰，體內儲存的脂肪有效地被分解。

保暖避風寒，肺經精油嗅吸

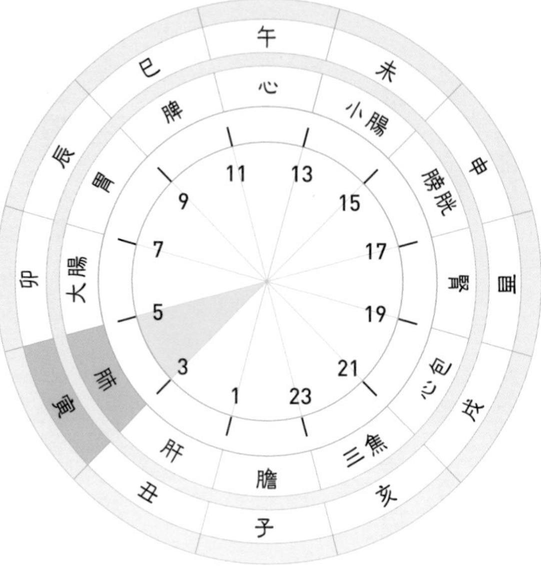

【手太陰肺經】清晨三點至五點（寅時）

此時氣血流向肺經，肺為氣之主，肺經跟喉嚨、胸、肺有關，主要病症為胸悶、氣喘、咳嗽、咽喉腫痛、怕冷、手心發熱、肩背或手臂內側緣疼痛等。肺氣代表免疫系統的抵抗力，當病毒外邪進入呼吸道之後，肺經負責對抗病毒，並清除病毒和白血球對抗後產生的免疫複合物，也就是痰液、鼻涕等，從呼吸道排除乾淨之後，身體才能從感冒中恢復。

體質原本就氣虛，或是長期呼吸道過敏者，容易在肺經時辰發生鼻過敏（鼻塞、流鼻涕、鼻涕倒流、打噴嚏等）、咳嗽、氣喘、畏寒、呼吸中止等症狀。有些時常感冒的孩子，皮膚毛孔的開合調節不佳，到了肺經時辰很容易流汗，如果冷氣空調過冷或是電風扇直吹身體，就會發生咳嗽及鼻過敏症狀，影響睡眠品質。因此必須維持房間的溫度及濕度適中，避免直吹到冷氣或是風，以防產生各種肺經症狀。肺為魄之處，在志為憂，個性多愁善感、過度憂慮之人，容易在肺經的時辰醒來，造成睡眠過短或淺眠多夢，睡眠時間不足也會造成肺氣不足，白天疲倦乏力，免疫力也跟著降低。

中醫斷食168（方案一） 斷食八至十小時，肝醣下降，醣質新生，快速燃燒脂肪

此時，血糖濃度已下降大約二〇%，細胞發現血糖不夠用了，就會喚起體內的升糖素，它是減少脂肪的關鍵荷爾蒙，能分解儲存在肌肉和肝臟的肝醣，即時提供細胞能量；當肝醣差不多用了三分之二，就會啟動分解脂肪，體內儲存的脂肪開始被分解。

肺經的時辰，肺氣執行生發、肅降的功能，體內水分及脂肪的代謝需要肺氣氣化的推動。身體要保暖，避免直吹風扇或冷氣過強，造成體溫下降，引發過敏反應，血液循環也跟著下降。

中醫斷食168（方案二） 斷食十二至十四小時，生長激素分泌量增加，醣質新生，燃燒脂肪

身體進入醣質新生階段，分解乳酸、甘油、蛋白質轉換為葡萄糖。同時生長激素的分泌量增加，提升脂肪的代謝，製造新的蛋白質。這個時辰已經斷食十二至十四小時，身體產熱能力降低，因此身體一定要保暖，避免直吹風扇或冷氣過強，造成體溫下降，並引發過敏反應。

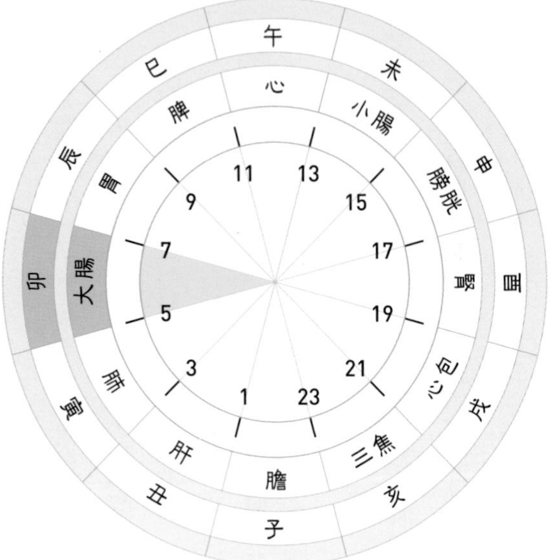

（排便順暢，多喝水）

【手陽明大腸經】早上五點至七點（卯時）

此時氣血流向大腸經，大腸經跟耳、鼻、喉、頭、頸等部位有關，主要病症為頭痛、下顎牙痛、流鼻血、流鼻涕、喉嚨痛、肩頸痠痛、上肢外側疼痛等。

中醫說「肺與大腸相表裡」，每天攝取的食物中，若是有較多醣分、加工、烤、炸、辣的食物，造成大腸經的代謝解毒功能不良，會造成毒素及油脂的堆積，就容易引起皮膚、毛囊、汗腺等組織的發炎，造成痤瘡，濕疹、毛囊炎、脂漏性皮膚炎、異位性皮膚炎等症狀。因此從肺經時辰開始，一直到大腸經的時辰（凌晨三點到早上七點），關係著身體的排毒代謝功能，影響皮膚的健康。要想保持皮膚水嫩透亮，從肺經到大腸經的時辰，盡量睡眠充足，早上起床補充水分，順暢排便，讓體內產生足夠的津液，維持皮膚的水潤。

中醫斷食168（方案一） 斷食十至十二小時，肝醣下降，醣質新生，繼續燃燒脂肪

此時，人體的肝醣大部分都消耗完了，身體開始轉換脂肪做為能量來源，主要以燃燒脂肪來提供身體能源，體內多餘的脂肪被慢慢代謝掉。體脂降低有助於改善高血脂症、高血醣及高血壓等疾病，身體也會更加輕盈。

大腸經時辰，大部分的人會起床準備開始新的一天，起床後可以喝一杯溫開水，或是一杯低咖啡因的黑咖啡。早上起床氣血旺盛，此時排便較為順暢，是排毒功能較為旺盛的時辰，可排除體內多餘的毒素及火氣。

中醫斷食168（方案二） 斷食十四至十六小時，將脂肪轉換為酮體做為能量來源

此時，身體大量燃燒脂肪，以分解脂肪所產生的酮體做為替代能量的物質，達到減脂的目的。準備起床迎接新的一天，起床後可以喝一杯溫開水，準備吃早餐，早餐後養成排便的習慣。

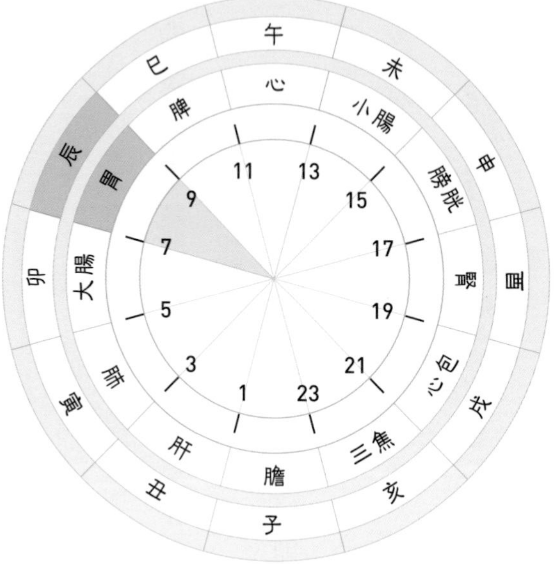

消化代謝良好，精神好

【足陽明胃經】早上七點至九點（辰時）

此時氣血流向胃經，是多氣多血的經絡，胃經跟頭、面、眼睛、喉嚨、牙齒有關，是一天中精神較好、工作效率較高的時段。主要病症為腹脹、腸鳴、容易飢餓、流鼻血、發熱、喉嚨痛、大腿前側疼痛、小便深黃等。

胃經時辰是養胃的好時機，胃中有熱或是食積的體質，讓胃休息也是一種養胃方法，可以選擇**【方案一】**。若是選擇**【方案二】**，在胃經的時間吃早餐，這時候腸胃的消化功能較好，將營養分解吸收後送到全身各處。

中醫斷食168（方案一）斷食十二至十四小時，生長激素分泌增加

胃熱或胃火體質的人，身體出現容易發熱，口渴、口臭、時常飢餓，小便深黃等症狀，多半是過度攝取烤、炸、辣和甜食造成的。這類體質的人在斷食十二至十四小時之後，體內胰島素及血糖的濃度降低，胃熱症狀也會跟著減少，此時宜多喝水。身體在斷食十二至十四小時之後，體內的生長激素分泌量會增加，生長激素能促進脂肪和糖分的代謝，並增加體內肌肉量。

中醫斷食168（方案二）吃早餐

脾胃氣虛或是胃寒體質的人，表現身體發冷，胃部寒冷感、消化不良、胃脹氣、早上起床就沒有精力等症狀，這類體質的人胃經時辰需要吃早餐，此時腸胃的消化吸收功能最好，早餐的原則以溫熱食物，高蛋白加高纖維的均衡飲食為主，應避免甜食澱粉、生冷食物以及過度油膩的食物。

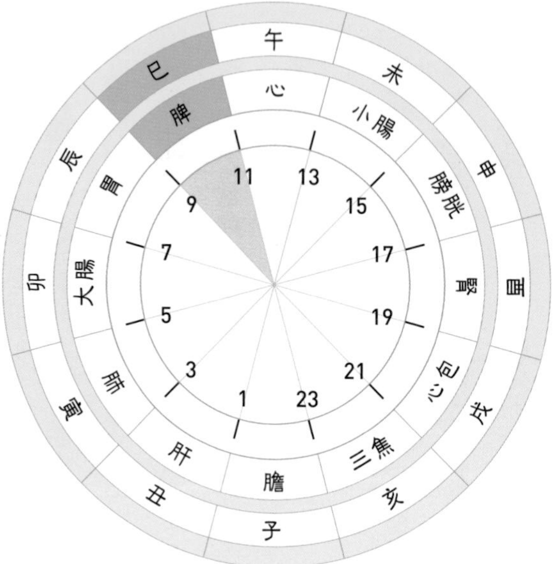

（氣血循環旺盛，腦力佳）

【足太陰脾經】早上九點至十一點（巳時）

此時氣血流向脾經，是人體氣血循環較旺盛、腦力狀態較好的時辰，所以此時學習及工作的效率較佳。脾負責腸胃道的消化、吸收、代謝，主要病症為消化不良、上腹脹痛、疲倦、四肢沉重、打嗝嘔吐、下肢浮腫、大便軟或腹瀉、舌胖大、黃疸等。

脾經也統領血液，影響體內血液量的充盈，跟女性月經有密切的關係，女性月經量多或是月經過少都受脾經的影響。脾主肌肉，如果營養攝取不均衡，尤其是缺乏蛋白質，會導致脾經運化不良，造成肌少症，除了要提供脾經均衡營養以外，脾經的時段也要走動一下鍛鍊肌肉。

中醫斷食168（方案一）斷食十四至十六小時，將脂肪轉換為酮體做為能量來源

身體在斷食十四至十六小時之後，體內沒有足夠葡萄糖來供給能量需求，脂肪被分解成大量的脂肪酸被肝細胞吸收，並產生酮體做為替代能量的物質。研究顯示，腦部以酮體作為能量來源，可提升認知功能、記憶力並預防阿茲海默症、動脈硬化、腦部退化等疾病。

因為已經斷食十四至十六小時，可能開始有些飢餓感，此時可以喝一些不升血糖的熱飲，例如除濕茶、黑咖啡、紅茶、普洱茶、烏龍茶等。

中醫斷食168（方案二）飯後二至四小時，胰島素升高後，血糖慢慢下降回到正常值

早餐攝取蛋白加高纖維食物，能提供身體各種能量，不會造成胰島素及血糖升高太多，也就不會感到昏昏欲睡。早餐後兩小時，血糖慢慢下降回到正常值，這時候精神體力狀態良好，是工作學習狀態較好的時段。

【手少陰心經】中午十一點至下午一點（午時）

此時氣血流向心經，跟心臟、胸部及自律神經系統有關。主要病症為心前區疼痛、失眠、記憶力減退、癲癇、胸痛、口乾口渴、上肢內側疼痛、掌心發熱等。

中午心經氣血充盈，是保養心血管以及自律神經系統的好時機，這時候應盡量減輕心臟負擔，暫停絞盡腦汁，讓腦部歇息一下，避免心臟過度興奮，最好能小睡片刻，養足心氣，為下午的工作或學習等活動儲備精力。

此外應控制含咖啡因、茶鹼、酒精等飲品，尤其是已有三高、肥胖，或是容易水腫的人，應避免攝取高糖，油炸或是太鹹的食物，這些都會對心臟造成負擔。

（午餐後小睡休息片刻）

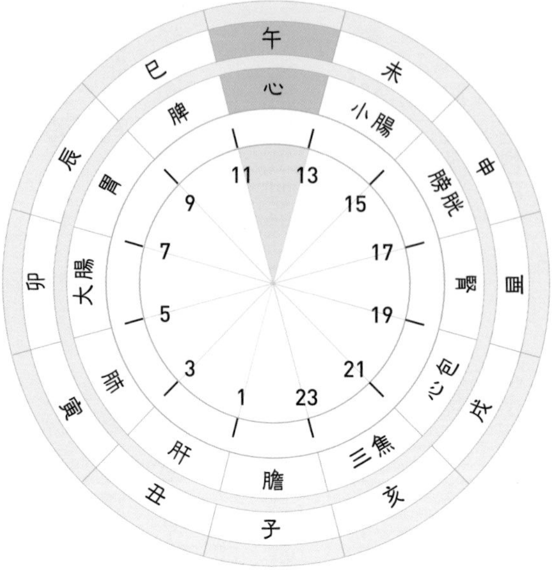

中醫斷食168（方案一）可以開始吃午餐，輕鬆慢食，營養均衡，餐後小睡休息片刻

此時開食吃午餐，心經的時段宜多攝取對心肺功能有益的食物，特別是富含鐵質、維生素A、茄紅素等元素，能夠保護心血管系統，如牛番茄、紅椒、菠菜、紅莧菜、胡蘿蔔、牛肉、紅鮭魚、紅麴、黃豆、山楂、蔓越莓、藍莓、紅豆、紅棗、紅蔥、紫地瓜等食物，均衡攝取多樣蔬菜、蛋白質、優質脂肪及適量的優質澱粉。

要愉快地用餐，慢慢進食，充分咀嚼食物，飯後宜小睡休息片刻以養足心氣。

中醫斷食168（方案二）餐後四至六小時，肝醣儲存量下降，多喝水，小睡休息片刻

此時是早餐後的四至六小時，胰島素開始下降，身體會開始消耗儲存的血糖，肝臟為了維持血糖的穩定也會開始分解肝醣，肝醣儲存量下降。此時可以走動一下，或是做瑜伽運動，伸展筋骨，然後睡個午覺，準備迎接下午的各種活動。

多喝水，午休後活動一下，讓下午的工作及學習更有效率

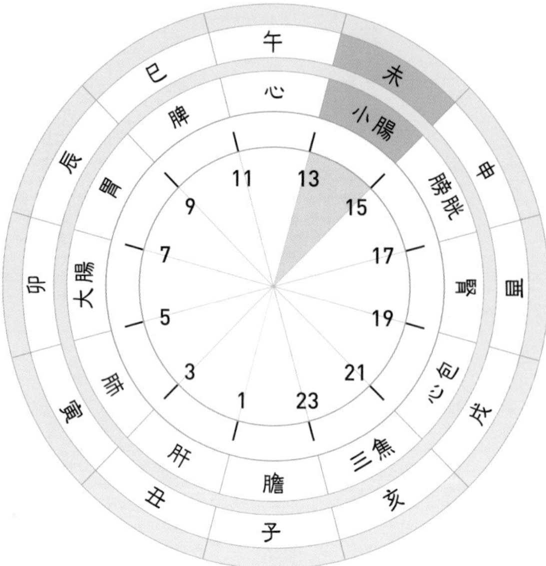

【手太陽小腸經】下午一點至三點（未時）

此時氣血流向小腸經，小腸經跟腹部、小腸、胸、心、眼睛、耳、喉嚨、頭頸部有關，主要病症為耳鳴、聽力衰退（耳聾）、眼睛發黃或發炎、咽喉疼痛、肩胛部疼痛、上肢外側後緣疼痛、腰痛、睪丸疼痛等。

小腸經負責「分清泌濁」，將消化後的精華吸收，並透過血液輸送到全身，剩下的殘渣則送到大腸分解代謝。小腸經與心經互為表裡，若是午餐攝取高糖、精緻澱粉以及加工食品等升糖指數較高的食物，胰島素分泌增加，體內呈現高血糖狀態，容易造成心血管及小腸的負擔，造成困倦、腹脹、胸悶、口乾舌燥，甚至心慌煩躁。若是小腸經時間覺得胸悶、心悸，應多留意或許是心血管的問題。

應多喝水，在中午小睡片刻後，做身體的伸展

運動讓小腸經疏通活絡，站立姿勢轉動一下頭頸部，前後俯仰活動腰部，手肘向外擴胸伸展，讓下午的工作及學習會更有效率。

中醫斷食168〔方案一〕飯後兩小時，血糖升高，胰島素分泌

午餐後的兩小時，消化系統負責消化食物裡的碳水化合物、蛋白質和脂肪，將它們轉化成胺基酸、脂肪酸，以及葡萄糖，小腸經將消化後的精華吸收，並通過血液輸送到全身，剩下的殘渣則送到大腸分解代謝。

午餐不要吃太快或太飽，減少澱粉及烤炸物的攝取，避免這個時段感到昏昏欲睡。應多喝水或喝除濕茶飲，加強小腸經的排毒代謝功能。

中醫斷食168〔方案二〕可以吃午餐，輕鬆慢食，營養均衡的低碳食物

此時小腸經的消化代謝功能較好，可以吃午餐。

多吃對小腸經有益的食物如茼苣、芋頭、蓮子、冬瓜、楊桃、紅豆、空心菜、南瓜、山藥、蘋果、藍莓、薑黃、生薑、蒜、菇類、四季豆等；深海魚類如鮭魚、香魚、鯖魚等。適度吃一些優質澱粉，選擇低升糖指數的全穀雜糧，如糙米、蕎麥、燕麥、紫米、薏苡仁、冬粉、全麥麵條等。

【足太陽膀胱經】下午三點至五點（申時）

此時氣血流向膀胱經，膀胱為腎之腑，主要的功能是排泄體內的濕氣跟毒素，因此這個時辰是排泄濕氣跟毒素的重要時辰。

身體背側的病症，尤其是頸部、腰背、臀部的痠痛，多跟膀胱經有關，主要病症為頭痛、眼睛痛、感冒、鼻塞流涕、流鼻血、小便少、遺尿、下肢後側疼痛等。

體內的濕氣與毒素若是排泄不順暢，身體會出現水腫、倦怠、腰痠背痛等症狀，甚至連血壓也會不穩定。因此膀胱經時辰，應以少量多次的方式補充水分，也可以喝紅豆水、黑豆水或是除濕茶飲，幫助膀胱代謝，最好不要憋尿，容易造成尿道膀胱炎及尿液滯留。

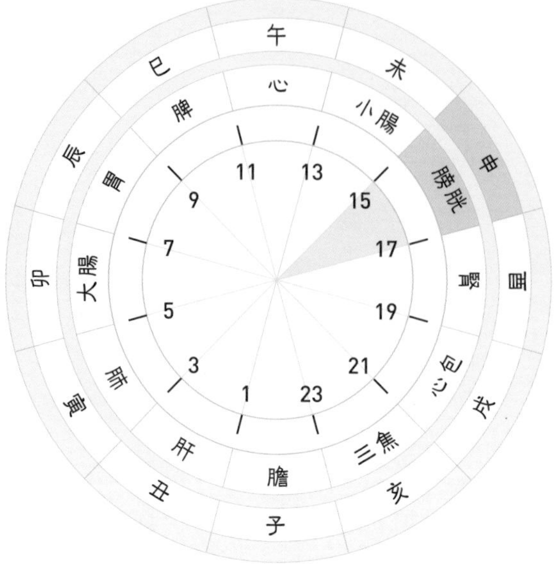

（補充水分，避免憋尿，有利代謝）

膀胱經時辰適合做有氧運動，增加排汗量。從事劇烈運動，或是大量出汗者，應補充足夠水分，可於水中加入電解質補充，避免喝冷飲取代水，冷飲會造成濕熱閉阻在體內，不只不能清熱，反而會造成口水黏膩，更加口乾舌燥。

中醫斷食168（方案一）多喝水，增加排尿量

飯後四小時，血糖慢慢回到正常值，此時應多喝水，也可以喝排濕香茶飲，或其他不升血糖的茶飲，增加排尿量。

中醫斷食168（方案二）多喝水，增加排尿量

盡量在下午三點前吃完午餐，膀胱經時辰應減少高鹽、高糖的食物，以免加重膀胱經的負擔，應多喝水，增加排尿量。

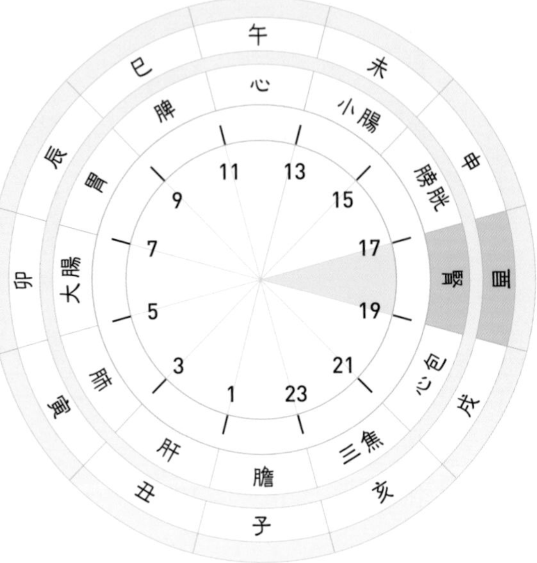

（下班放鬆休息）

【足少陰腎經】下午五點至七點（酉時）

此時氣血流向腎經，腎為先天之本，主管體內荷爾蒙系統及泌尿系統，是維持體內水液平衡的主要經絡。腎經跟腎臟泌尿系統、生殖系統、神經系統有關。

腎經時辰是大多數人的下班時間，腎氣比較虛弱的人會感到非常疲累，甚至出現莫名的恐慌焦慮感，發作時頭眼昏花、心跳加速、頭痛頭暈、腰酸背痛等。

中醫說「恐傷腎」，長期處在緊張的情緒壓力下，體內壓力賀爾蒙（皮質醇）的分泌量增加，在腎經的時段會感到特別地飢餓，所以下班後會想吃重口味、高熱量的食物，甚至暴飲暴食來緩解壓力，身體反覆提升血糖及胰島素，進入容易餓又吃不飽的惡性循環，整天都想著要吃東西，不只造成體脂升高、脂肪堆積，還會影響情緒及睡眠品質。

中醫說「腎主骨」，在發育中轉骨的少男少女，晚餐應多吃強筋健骨、補充高蛋白的食物，如牛奶、起司、優酪乳、牛筋、魚、蛋、瘦肉、黃豆製品、黑芝麻、海帶、深綠色蔬菜、花椰菜、南瓜、小魚乾、蝦子、牡蠣等食物，提供成長發育所需要的營養。

中醫斷食168（方案一） 七點前吃完晚餐，慢食，保持心情輕鬆愉快

下班後先放鬆身心，稍事休息後再好好地吃個晚餐。晚餐不宜過鹹，避免過多的湯水或飲料，增加腎臟的負擔。除了多吃各種蔬菜以外，可以搭配高纖維、全穀根莖類澱粉，包括五穀飯、蕎麥麵、地瓜、南瓜等食物；選擇較低脂肪、高蛋白質食物如雞胸肉、鮭魚、鯖魚、豆腐、豆干、雞蛋等。

中醫斷食168（方案二） 放鬆休息片刻

飯後二至四小時，血糖慢慢下降回到正常值，腎經的時辰一般人會感到比較疲累，這個時段應盡量放鬆休息，可以坐坐按摩椅、聽聽音樂，搭配精油擴香或是經絡按摩，身心休息片刻後，可以做運動來紓解腎上腺疲勞。

[2-4]

關鍵八小時祛濕飲食，吃好吃對很重要

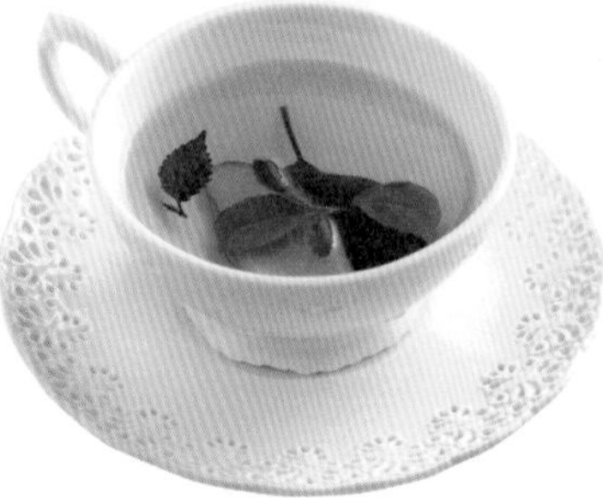

關鍵開食八小時，吃對食物，喝對茶飲，營養均衡，代謝順暢，才能健康減脂又不掉肌肉！

執行中醫斷食168，順利地做到十六小時以上的斷食後，更重要的是在關鍵開食的八小時中，一定要吃對食物，喝對茶飲，攝取身體所需的各種營養素，絕不只是一味的餓肚子！如果沒有搭配健全的營養方案，容易導致脾胃氣虛生寒，引起基礎代謝率的下降，反而無法達到減脂的目的。脾主肌肉，脾氣虛了之後肌肉的生成量也會減少，造成虛弱無力，體力下降。

因此經過十六至十八小時的斷食之後，一定要為身體準備所需要的各種能量來源，如優質蛋白質、優質脂肪及維生素A、維生素B、維生素C、維生素D、鋅或其他電解質等微量營養素，這樣才能達到健康斷食的目的，維持良好的基礎代謝率，只掉脂肪不掉肌肉，讓身體更加年輕有活力！

中醫斷食168的飲食原則

①**飲食比例**：原則上以每餐兩份蔬菜，一份蛋白質、一份優質澱粉的比例，優質脂肪也不可或缺，可在料理食材中加入一起烹調。飲食比例可依個人狀況而調整，比如從事肌肉訓練者可增加蛋白質比例，以增加肌肉生成；降低優質澱粉的量，減少血糖及脂肪的生成，可加速減重。

②**進食順序**：進食順序建議先吃蛋白質，足夠量的肉類及蛋白質較能維持住飽足感，再吃蔬菜，最後吃優質澱粉。

③**避免吃高升糖指數（Glycemic Index；GI）的食物**：高GI食物會讓血糖急速上升，導致胰島素大量分泌，血糖震盪的幅度很大，容易引起飢餓感、腸胃不適、口乾舌燥或是情緒焦躁不安，長久下來容易造成胰島素阻抗。

④**蔬菜**：執行168斷食時，蔬菜是相當重要、也是份量比例較多的食物，蔬菜能提供纖維質、各種維生素及微量元素。蔬菜可用橄欖油清炒或是汆燙冷卻後做成沙拉，早餐避免吃生菜，每餐蔬菜可選擇二至三種，約為兩個掌心量，可視食量增加。

適合配合斷食期間食用的蔬菜包括：青江菜、小松菜、菠菜、萵苣、地瓜葉、大白菜、小白菜、菜心、油菜、芥菜、雪裡紅、大頭菜、白蘿蔔、紅蘿蔔、花椰菜、高麗菜、紫甘藍、結球甘藍、羽衣甘藍、豆芽菜、豌豆莢等。

⑤**優質脂肪**：外食通常會吃到較多劣質的油脂，油炸食物、餅乾零食、加工食品等，都讓我們不知不覺就攝取了很多劣質的油脂。很多人都認為脂肪有害健康，所以飲食中多會用水煮或是無油料理，然而優質的脂肪對於細胞膜、器官的健康、荷爾蒙的合成，以及代謝脂溶性營養素都是不可或缺的。

優質脂肪的來源包括：橄欖油、椰子油、奇亞籽油、亞麻籽油、奶油、酪梨、起司、堅果、蛋、魚類、希臘優格等。

⑥**優質蛋白質**：斷食期間的蛋白質需求量比平常高，一般成年人蛋白質的需求量約為體重的一倍克數，例如六十公斤，一天吃約六十公克的蛋白質；若是斷食期間同時搭配肌力訓練的人，在肝腎功能正常的前提下，可以提升蛋白質的攝取量到體重的一．五到兩倍克數左右。

一般人可以多攝取優質蛋白質，例如：魚、雞、牛、豬。海鮮是高蛋白質食物，如花枝、透抽、魷魚、墨魚、鯖魚、蜆、蝦、鮭魚、鯧魚、蚵等。雞肉也是優良蛋白質來源之一，建議吃雞胸肉，因為雞胸相較於雞腿的脂肪含量較低，盡量避開雞皮部位。牛肉和豬肉，則建議以低脂肉類為主，減少食用脂肪含量較高的紅肉，或是選擇脂肪含量較低的部位。

素食者可食用的優質蛋白質包括：豆類如黃豆、黑豆、毛豆都是良好的蛋白質來源，而豆類製品如豆腐、豆漿，也是很好的蛋白質來源。全穀雜糧類可食用綠豆、紅豆、豌豆仁、皇帝豆等；種子堅果類不只含有脂肪，還有相當高比例的蛋白質，如榛果、核桃、杏仁果、腰果等，建議一天攝取一至兩湯匙的份量。

⑦**優質澱粉**：少吃精緻型碳水化合物例如麵粉、白砂糖，及加工製成的米粉、麵條、餅乾、蛋糕、甜點等。熱量高，GI值也高，屬於高升糖的碳水化合物。

盡量多選擇優原型的優質碳水化合物，含有高纖維及多樣的營養素，同時GI值低，如糙米、藜麥、小米、黑米、地瓜、馬鈴薯、胡桃、南瓜、燕麥、大麥、全麥麵包、鷹嘴豆、黑豆、扁豆、綠豆、薏苡仁等。

優質碳水化合物每餐可以吃一個掌心的量，也可以一天只吃一次優質碳水化合物，一次吃一個拳頭的量。

⑧**可以選擇的「抗性澱粉」**：抗性澱粉存在於天然食物中，如全穀類、豆類、種子類、生馬鈴薯、地瓜、綠香蕉等，冷卻的澱粉食物如冷飯、冷芋頭、冷地瓜、冷馬鈴薯等都含有較高的抗性澱粉。抗性澱粉就像一種膳食纖維，在胃及小腸中不易被分解，進入大腸後能促進益生菌的生成，增加腸道的蠕動、幫助排便。抗性澱粉透過細菌的作用後，會轉換成短鏈脂肪酸，減少體脂肪的儲存，降低身體的發炎反應。

抗性澱粉提供較高的飽足感，在168斷食的飲食中可以選擇抗性澱粉，但仍會有一定的升糖反應，所以也需要控制攝取量，每一餐約吃半碗的量或一餐食物量的五分之一至四分之一。需要注意的是，腸胃道消化功能較差，腸胃虛寒、容易脹氣的人，不能吃太多冷的抗性澱粉，容易在腸胃道中發酵產生氣體，加重腹脹、排氣或腹瀉的症狀。

⑨ **選擇低GI的水果類：** 水果在開食的八小時之間吃，建議一天吃一次水果，低升糖指數的水果一次約一個拳頭量；中升糖指數的水果一次約半個拳頭量。

- 選擇低升糖指數、高纖維的水果，如藍莓、芭樂、奇異果、櫻桃、葡萄柚、梨子、蘋果、李子、小番茄、綠香蕉等。
- 中升糖指數的水果，如草莓、柳橙、桃子、葡萄等。
- 盡量避開高升糖指數的水果，如西瓜、荔枝、龍眼、芒果、熟香蕉、木瓜、鳳梨、香瓜、哈密瓜、柿子等。

偏寒濕的體質應避開寒性的水果，尤其是兼具高升糖指數的水果，例如西瓜、香瓜、哈密瓜、梨子、柿子、椰子、香蕉等。

⑩ **如果還是想吃甜點怎麼辦？** 隨著飲食的精緻化，許多人在不知不覺中已經有了糖癮，要想改善胰島素阻抗，幾乎都必須要斷糖才能做到。斷糖癮需要減糖的過程，先降低食物中的糖，讓血糖不要常常高低震盪，才能慢慢降低對糖分的慾望。

一開始減糖的過程，可以少量使用天然甜味劑，例如甜菊糖、赤藻糖醇、羅漢果糖等，也可以將甜菊葉添加在茶飲、甜點中，但過量食用會出現腸胃脹氣，因此仍需要控制使用量。

經過減糖的過程，我們的終極目標還是要讓身體慢慢地脫離糖癮的控制，訓練自己不需要這些甜味及糖，最終做到戒除糖癮。

容易造成濕氣的食材

① 冰涼食物

總括來說，任何低於體溫5至10度以上的食物，都會造成氣滯，特別是溫度低到0至10度以下的食物，寒凝得特別嚴重。所以即使是喝水，也盡量不要喝冰水，喝多了造成寒凝氣滯，身體就會產生濕氣，阻礙了身體各處的正常功能。

② 升糖指數高的食物

舉凡升糖指數高的食物，如麵包、糕餅、麵食、飲料等，乃至於高升糖水果如鳳梨、西瓜、哈密瓜、芒果、熟香蕉等水果，都會產生高血糖，造成胰島素阻抗，身體累積痰濕，造成各種病症。

③ 屬性偏寒食物

雖然不一定是冷食，但屬性偏寒涼的食物如果吃多了，就會產生濕氣累積在身體中。比如夏天吃西瓜，是天然的「白虎湯」，可以解暑熱，但如果身體沒有暑熱，是寒濕體質的人，過食西瓜就會有腹瀉症狀，這就是寒性食物造成腸胃的水濕滯留造成的。

中醫斷食168怎麼喝？

□ 水分

當身體在斷食狀態，體內還是持續在執行各種生理機能，因此要多補充水分，除了喝水以外，每天大約有一半以上水的攝取量來自其他的食物。一般待在冷氣房，流汗量不多的人每天的喝水量大約在一千五至兩千毫升就足夠了；天氣炎熱、運動或是流汗量很多的時候，喝水量就要提升到兩千五到三千毫升，或是三千毫升以上。

喝水的理想溫度在二十五度左右，避免喝冰水造成體內的循環代謝下降，也要避免一次灌很多水，會造成頻尿、水腫，心悸頭暈等症狀；很久沒喝水也會造成身體燥熱，多餘的熱無法發散出去，會感到口乾舌燥甚至發熱頭痛。

因此建議喝水以少量多次為原則，特別是在脾經、小腸經、膀胱經、腎經的時間，需要多補充水分，到了晚上三焦經時間（晚上九點）以後就要控制喝水量。

□ 黑豆茶建議在開食的八小時之間飲用

黑豆的蛋白質含量高達三六％至四〇％，含有人體的必需胺基酸，不飽和脂肪酸含量達八

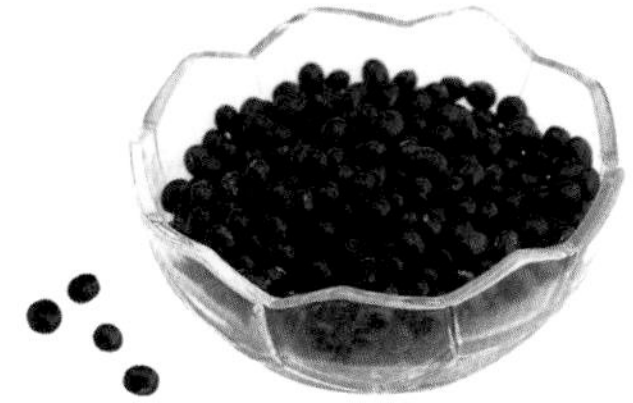

〇%，也有豐富的微量元素，能降低血液粘稠度、及膽固醇，對高血壓、心臟病等患者有益。黑豆中粗纖維含量高達四%，可以促進腸胃蠕動，幫助排便。黑豆含豐富的鉀離子，鉀離子可排出體內過剩的鈉，因此可以改善水腫。

根據中醫理論，黑豆性味甘平，色黑入腎，有滋補肝腎、明目、潤澤肌膚，烏鬚黑髮，延緩衰老的功能。

然而，黑豆的升糖指數（GI值）約為五五，屬於豆類中較高者，所以建議在開食的八小時之間食用。

□ 黑咖啡

斷食期間可以喝黑咖啡，盡量選擇低咖啡因咖啡，一天以一杯為限，咖啡因是天然的興奮劑，在早上脾經的時段（早上七至九點）來一杯咖啡能提升頭腦狀態，感覺更有精神。但如果原本就已經自律神經失調，或是喝了咖啡後會發生心悸、血壓升高、精神亢奮、難以入眠的症狀，應該避免喝咖啡。

□ 無糖茶飲

本書所建議的各種排濕香茶飲可依照身體的狀況飲用。春夏季節可喝

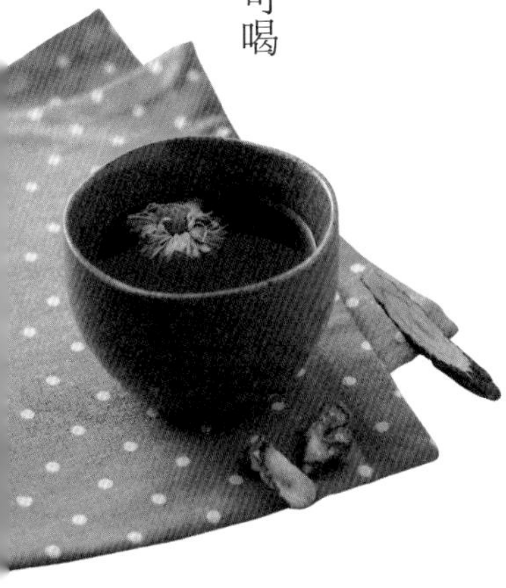

烏龍茶、綠茶，能清熱解暑，但綠茶屬性偏寒，體質寒濕者應盡量少喝。秋冬季節可喝熱紅茶、普洱茶，能祛寒氣。茶飲只要無添加糖、牛奶或奶油，一般不會引起血糖升高，可以在斷食期間喝茶，但茶飲含茶鹼及咖啡因，對於自律神經失調，會心悸、難以入眠者，就要控制喝茶量。

濕氣重的體質可以多喝水嗎？

濕氣體質可以多喝水嗎？答案是可以且必須的。體內的濕氣不論從哪一個途徑排泄出去，都需要水的參與。濕氣是超出代謝負擔所產生出來的物質，體內的濕氣必須靠呼吸、汗水以及大小便等途徑排出，就像生活中我們會用乾淨水來洗澡或清潔環境，不會拿水溝水或是與雨水來清潔，所以多喝水才能讓排汗以及大小便都順暢，濕氣不會滯留在體內。

濕熱體質若是熱大於濕者，表現較多的熱症比如身體發熱、口渴煩躁、口乾口苦、青春痘、皮膚炎、脂肪較結實等症狀，水的需求量較高，一天可以喝2500至3000毫升。濕熱體質若是濕大於熱者，表現較多的濕症比如水腫、面目浮腫、眼袋大、脂肪肥軟、多汗、濕疹等症狀，水的需求量需控制，一天可以喝2000至2500毫升。

此外飲料、湯品等其他液態食物須併入一天攝取的液體量計算，濕重者盡量以喝水為主，其他的液態食物須控制量，冰涼的食物也要少吃。

家中常備好藥材

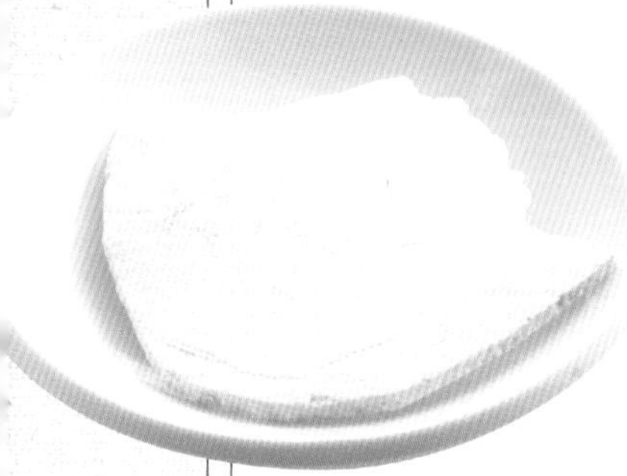

茯苓

茯苓可以說是除濕最常用的中藥之一，性味甘、淡、平，入心、脾、腎經，主要功能是健脾利水、寧心安神。茯苓對各種水腫都能發揮淡滲利濕的功能，性味平和，不偏於寒熱，所以可用於各種體質。

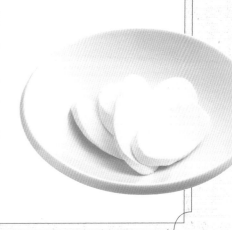

山藥

山藥性味甘平，入脾、肺、腎經，入肺能益氣養陰，入中焦補脾胃，入腎能固腎益精、固精止帶，主治慢性腹瀉、氣虛便祕、肺虛喘咳、腎虛精虧等症。山藥甘甜偏潤，祛濕的功能雖然沒有茯苓好，但藉由平補肺、脾、腎三臟，對脾虛濕盛引起的腹瀉有很好的作用，平日可以當作食材入菜，但外感熱病、腎功能不好或洗腎患者須慎用。

蓮子

蓮子性味甘平、澀，入脾、腎、心經，主要功能是補脾止瀉，養心安神，益腎固精止帶。蓮子跟芡實一起用，有補腎、祛濕、收澀的作用，用於腎虛遺精，小便失禁、脾虛腹瀉以及白帶等。蓮子補心脾，能養心安神，用於心氣虛或心腎不交引起的心悸、失眠、多夢的症狀。

一般吃的蓮子都是去心的，因為沒有去心的蓮子味道是苦的，可能會影響湯劑的美味。蓮子心味苦，性寒，可清心火，平肝火，瀉脾火，降肺火，蓮子不去心可以清熱除煩，生津止渴，所以很適合在盛夏的時候吃，改善炎熱引起的心煩失眠，熬夜、勞心引起的心火失眠，舌瘡（舌尖紅腫疼痛），心火旺引發的尿道炎，以及火氣大引起的眼睛發炎等症狀。

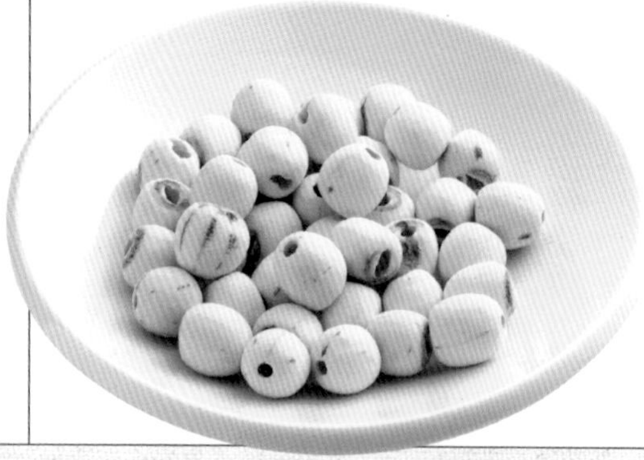

芡實

芡實性味甘平、澀，入脾、腎經，主要功能是補脾止瀉、固腎澀精，能收斂體內過多的津液，例如白帶、腸道水分，或是男性腎虛不固的遺精、早泄等。

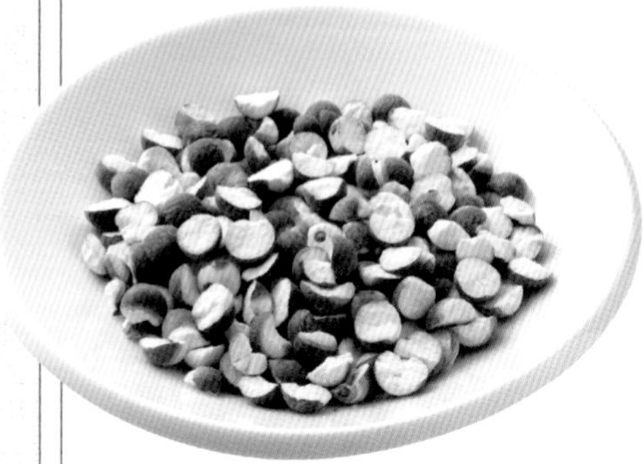

薏苡仁

薏苡仁性味甘、淡、微寒，入脾、胃、肺經。薏苡仁也是除濕最常用的中藥之一，能健脾、利水滲濕，用於小便不利，水腫，腳氣及脾虛腹瀉，風濕痹、清熱排膿等。

薏苡仁性味甘淡，可以加入各種湯品以及粥品，煮成甜湯則需注意減糖，雖然稍偏寒，但只是微寒，所以是適合全家大小食用的。

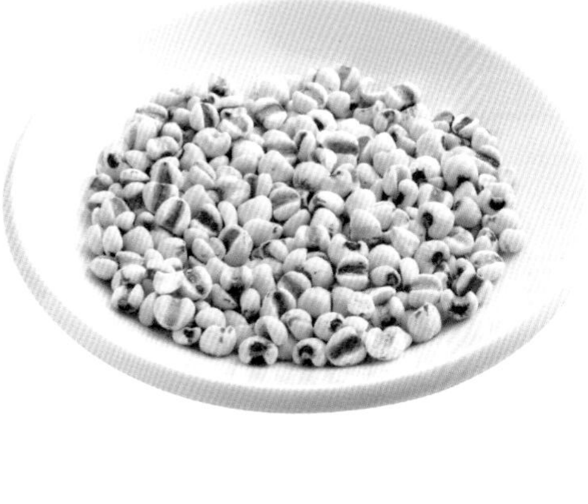

赤小豆

赤小豆性味甘平，富含蛋白質、磷、鈣、鐵，維生素B_1、B_2等營養成分。因為赤小豆有健脾利濕的作用，所以可用於水腫、腳氣、腹瀉或小便不利，也常用於孕期水腫以及產後的乳汁不足。

赤小豆能解毒排膿，可用於黃疸、尿道炎、皮膚癰腫瘡毒等病症。

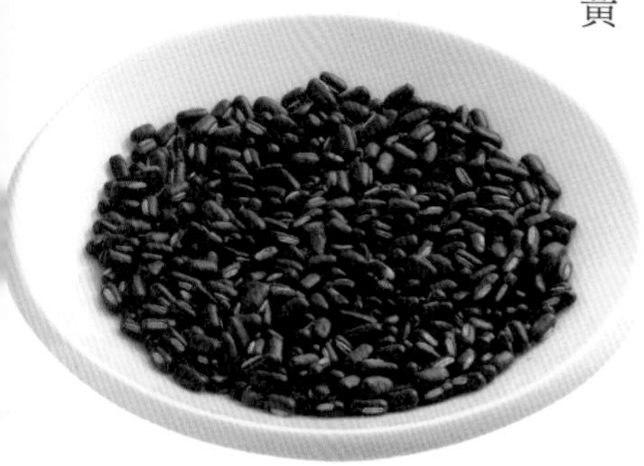

百合

百合性味苦微寒，在熱性感冒後能養陰潤肺，可用於肺熱咳嗽、咽乾口渴。百合能清心安神，緩解心煩口渴；能利尿通便，可用於下肢水腫、大便燥結。但脾胃虛寒腹瀉者須慎用。

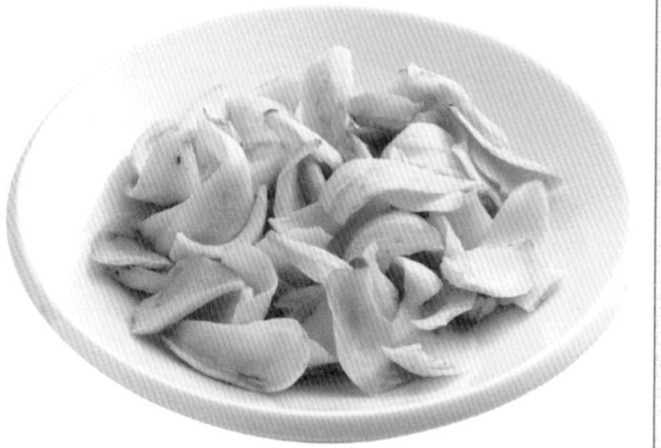

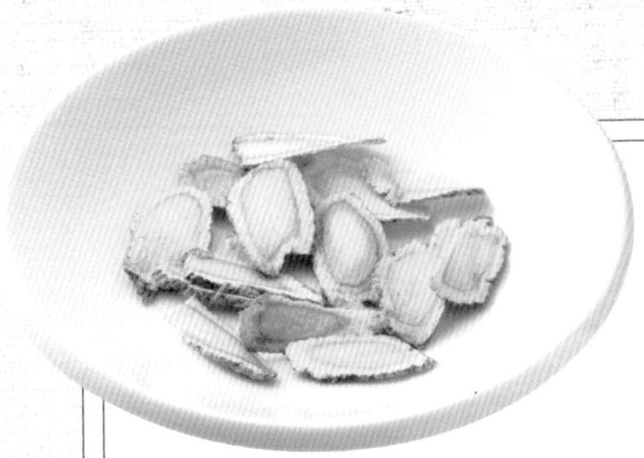

人參

屬於五加科人參植物的根部，種植在韓國的人參就叫「高麗參」，能大補元氣，適合用於體質虛弱、久病、四肢冰冷，氣虛畏寒者的人。人參的溫補性較強，適合體質虛弱偏寒的體質，如果是陰虛火旺的體質，或是高血壓、心臟病患者，服用前應先諮詢合格中醫師。

西洋參

西洋參盛產於美國、加拿大等地，未經高溫加工的過程，直接晾曬乾燥後使用。西洋參性甘、微苦涼，入心、肺、腎經，能補氣養陰，清熱生津，適合感冒發燒後的咳嗽、心煩、口乾口渴、疲倦乏力、一動就出汗、氣短容易喘、便祕等症狀。

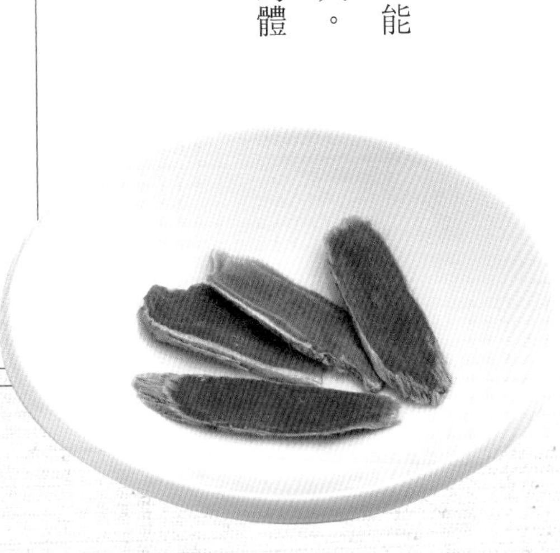

東洋參

日本所產的人參即稱為東洋參，能消脂通便，強化心臟血管系統及甲狀腺，預防糖尿病、增加免疫力、抗衰老等。東洋參可泡茶或是入食材烹調，稍偏寒性，體質虛寒、感冒中或是痛經者不適合多吃。

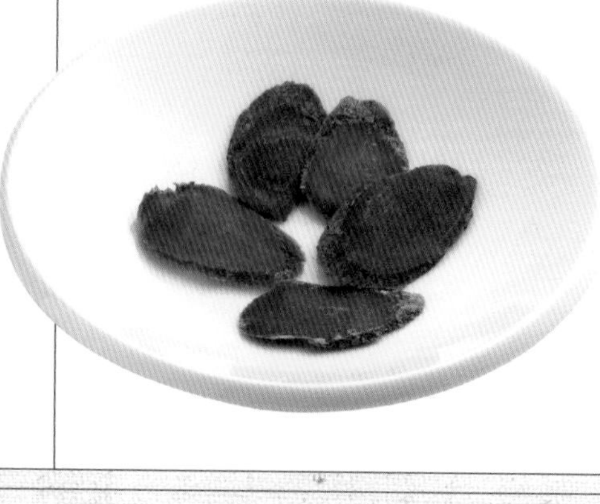

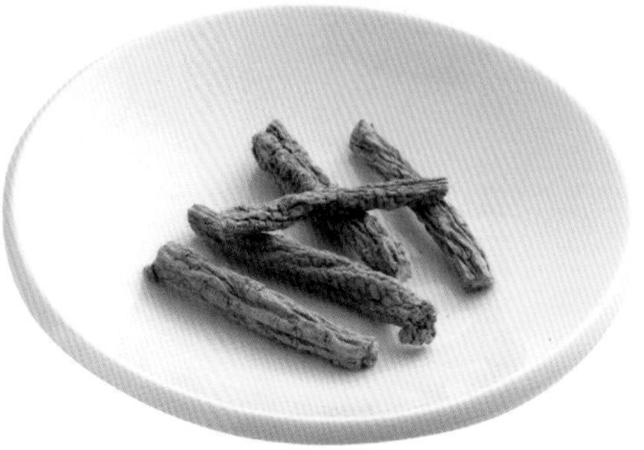

黨參

是桔梗科植物的根，跟人參不同科，成分也不同，補養力比人參弱，但價格較為平價，適合入湯劑使用。黨參性味甘平，入肺、脾經，是常用的補氣藥，能補脾益肺養血，用於氣虛倦怠、脾虛食少、面目浮腫、慢性腹瀉等症狀。黨參富含醣分，所以血糖高者不宜多吃。

人參鬚

是五加科人參的細根，性味甘苦平，入肺經。人參鬚偏於涼補，能生津止渴，能補氣不會上火，適合感冒發燒過後的體虛、燥咳、口乾舌燥，胃虛嘔逆。

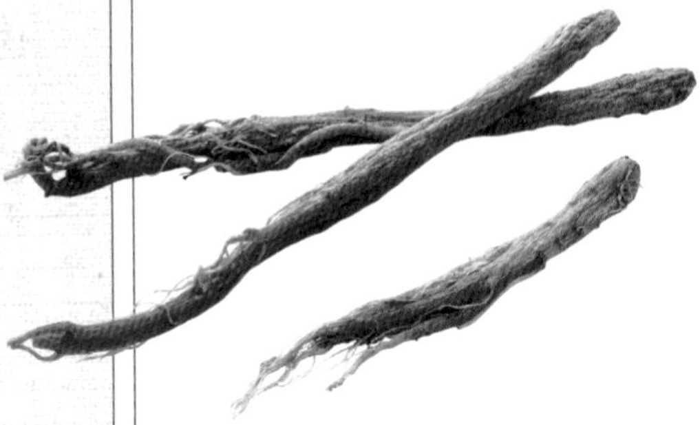

紫蘇葉

紫蘇葉性味辛溫，富含鐵質與膳食纖維，能解魚蟹的毒，所以常被用於日本料理的配料。紫蘇葉的發汗力強，能發散表寒，可用於風寒感冒，也常用於發散脾胃氣滯，如胸悶、噁心嘔吐，孕吐、胎動不安等症狀。

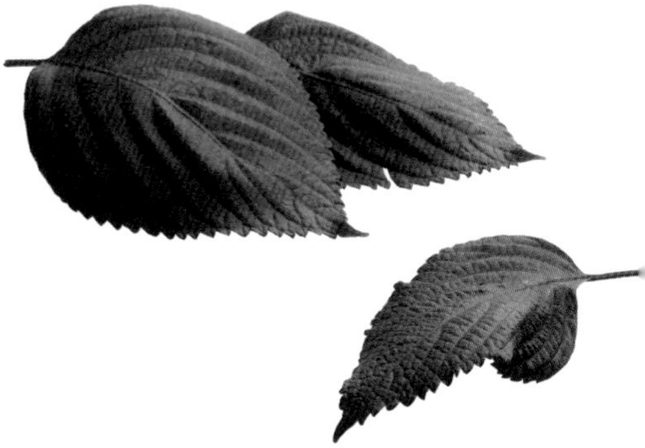

生薑

生薑性味辛、微溫，入肺、脾胃經。生薑可溫散風寒，可用於發熱惡寒、頭痛鼻塞、咳嗽痰多等。生薑擅長溫中止嘔，可用於胃食道逆流及噁心反胃嘔吐或妊娠孕吐等症狀，也有溫陽利水、消水腫的功能。

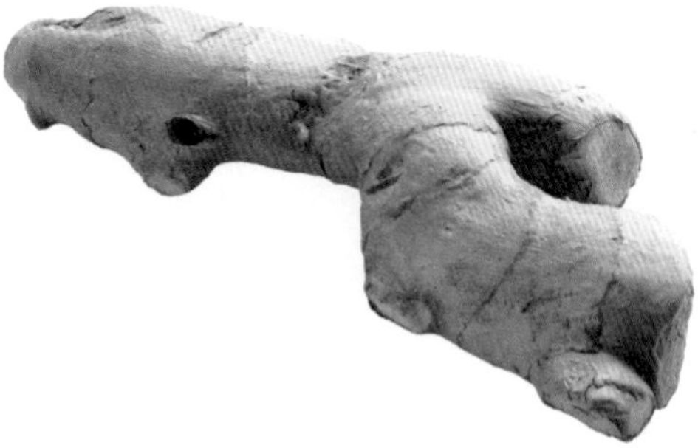

[2-5]

順應四時168，跟濕氣說再見

明代大醫家張景岳說：「春應肝而養生，夏應心而養長，長夏應脾而變化，秋應肺而養收，冬應腎而養藏。」

在春夏兩季要加強調養陽氣，秋冬兩季則要保養陰精。春天萬物都進入生機旺盛時期，人體的陽氣也在春天開始生發、夏天達到高峰，陽氣是身體的推動力，所以關係到氣血的運行以及代謝廢物的排除。春夏兩季要避免陽氣消耗過度，勞心操勞、睡眠不足、過食寒涼、缺乏運動、長久待冷氣房等都是耗損陽氣的行為。

秋冬是藏精的季節，如果生活作息跟飲食不節制，就會變成藏濕而不是藏精。

到了秋冬，身體開始要開始收藏精氣神，進入陰氣較強的季節，這時候要注重濡養內臟，所以生活作息以及情緒都要收斂，不宜過度耗散。

春養肝

助長陽氣以化濕氣

人體的精氣經過秋冬的儲藏，春天進入陽氣升發旺盛的狀態，春主生發，春天相應的臟腑是肝臟，因為肝主疏泄，負責調節疏通全身氣機，所以長久的情緒壓力會造成肝氣鬱滯，肝火上炎，衍生出許多疾患如憂鬱焦慮、失眠、月經不調、不孕症、肝膽疾病、肥胖、肝斑等。體內濕氣的排出需要陽氣的推動，春天陽氣漸強，在肝氣順暢的推動下，體內濕氣才能順利地排出。濕氣重引起「春困」，而「春困」也來自於「冬不藏精」，前一季的冬天沒有好好養足陰精，晚睡、勞累，營養不均衡、貪涼等行為造成春天很常見的「春困」症狀，表現倦怠疲憊，起床後還是覺得很累，眼睛乾澀、口乾、頭暈，頭跟身體都很沉重的感覺，特別是在春雨季節，濕度較高的時候容易發生。

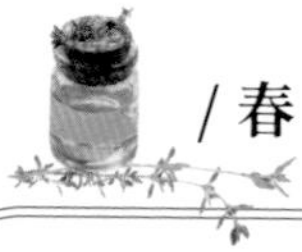

/春/日/解/困/精/油/處/方/

材料：

薄荷3滴、迷迭香3滴、檸檬 3滴、尤加利3滴、薰衣草3滴

使用方式：

薰香或是以30毫升基底油稀釋後，塗抹在頭部、肩頸、胸口後，雙手罩住口鼻嗅吸。

怎麼解決春困？

①**控制環境濕度：**使用除濕機，讓居家濕度維持在舒適濕度五〇至六〇%左右，保持空氣流通，淨化居家空氣。

②**避免喝冷飲、吃甜食、澱粉類食物、高升糖水果或是酒精：**體濕較重的人，大部分是過量攝取以上食物，增加了肝脾的代謝負擔。

③**多吃溫補陽氣的食物：**如蔥、蒜、韭菜、香椿等溫性食材，可以幫助濕氣的代謝。護肝的青綠色蔬菜如菠菜、花椰菜、甘藍菜、高麗菜、春筍、黃豆芽等都可以補充各種維生素，保護肝臟，增強肝臟解毒力；也可多吃

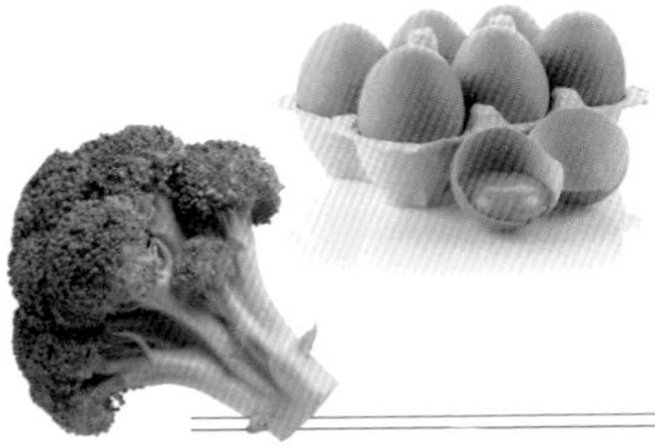

高蛋白食物如海魚、蝦子、牛肉、蛋等食物。

④**曬太陽，運動流汗，幫助排濕毒：**曬太陽是最自然的溫陽方法，或是在舒適的溫度下做一小時以上的運動，運動類型視自己的活動能力而定，不論是緩和型或是劇烈運動，要以能夠出汗為目標，但若是出太多汗，就要加強補充水分及電解質，運動流出的汗可以排出困在體表的濕氣，緩解困重及水腫的感覺。

⑤**保持睡眠充足，心情平和：**最好在膽經時間前入睡（晚上十一點），睡前需控制水分攝取、不吃宵夜、不飲酒，睡眠不足以及造成血糖升高的食物。中醫說怒傷肝，春天情緒容易激動，應保持心情平和，避免情緒波動太大，壓力積累，也可用植物精油療法幫助安神舒壓。

解困茶飲

—虛濕—補氣化濕—

材料：

- 黃耆……10克
- 荷葉……3克
- 白茅根……3克
- 紫蘇葉……6克
- 枸杞子……6克
- 薄荷葉……3克
- 菊花……2～3朵

做法：

1. 將材料放入茶包中，鍋中放入800至1000毫升水，煮滾後，加入茶包以小火煮20 分鐘，當茶飲飲用。

飲用方式

有春困症狀時一天喝一帖。如未馬上飲用，可放冰箱冷藏，飲用時退冰到常溫。也可以再加熱喝。

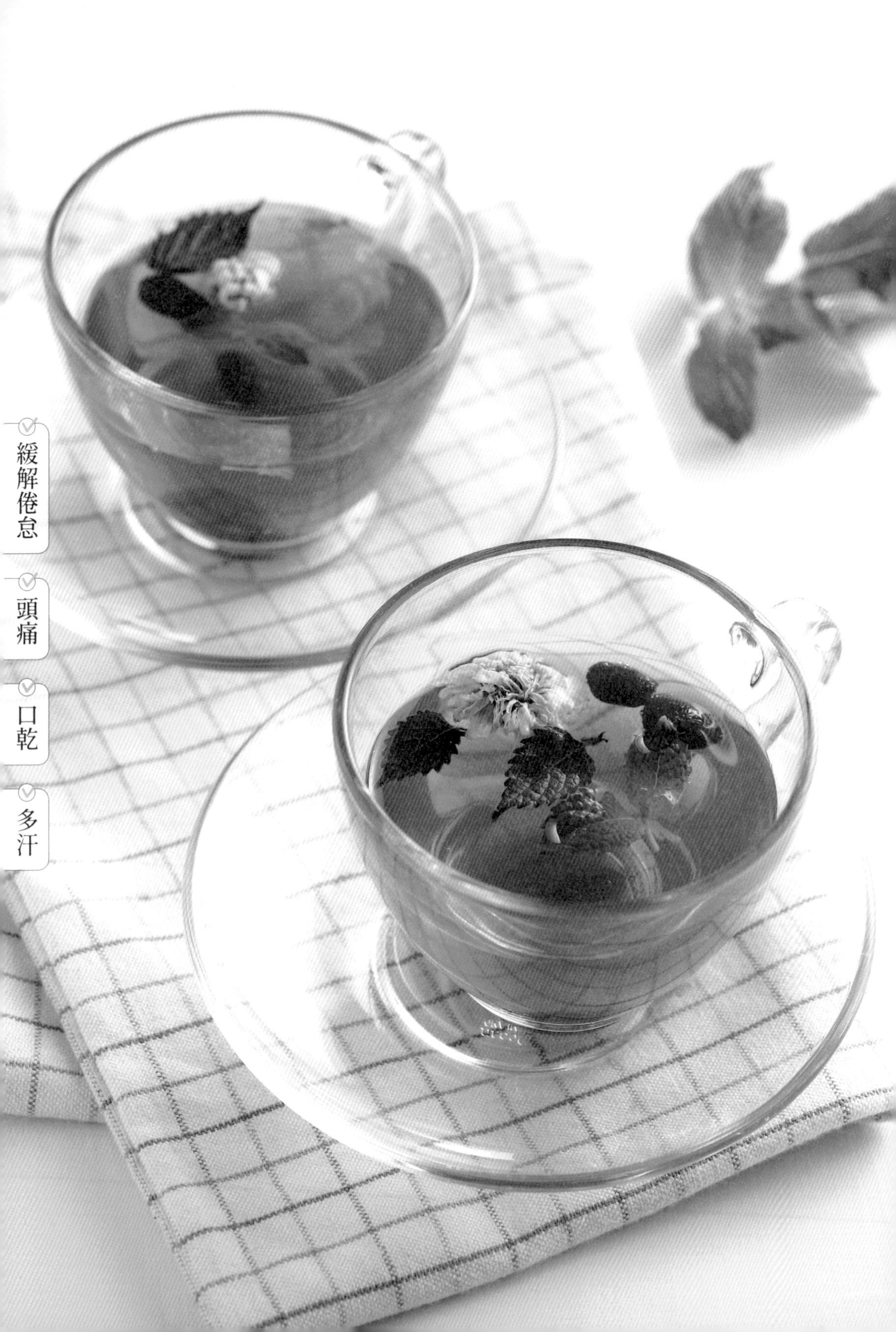

緩解倦怠

頭痛

口乾

多汗

香附玫瑰澤蘭飲

虛濕｜理氣化濕

功效　能疏肝理氣，活血化瘀，消除水腫，可用於經前症候群，如水腫，頭痛，情緒不穩，腹痛等症狀。

宜忌　懷孕婦女慎用。

材料：

- 玫瑰花苞 …… 6朵
- 香附 …… 6克
- 澤蘭 …… 3克
- 紅棗 …… 3克

做法：

1. 將材料放入茶包中，以800至1000毫升熱水煮20分鐘，當茶飲飲用。

飲用方式

一天分2至3次飲用。有經前症候群婦女，經前一天一帖，喝5至7天。

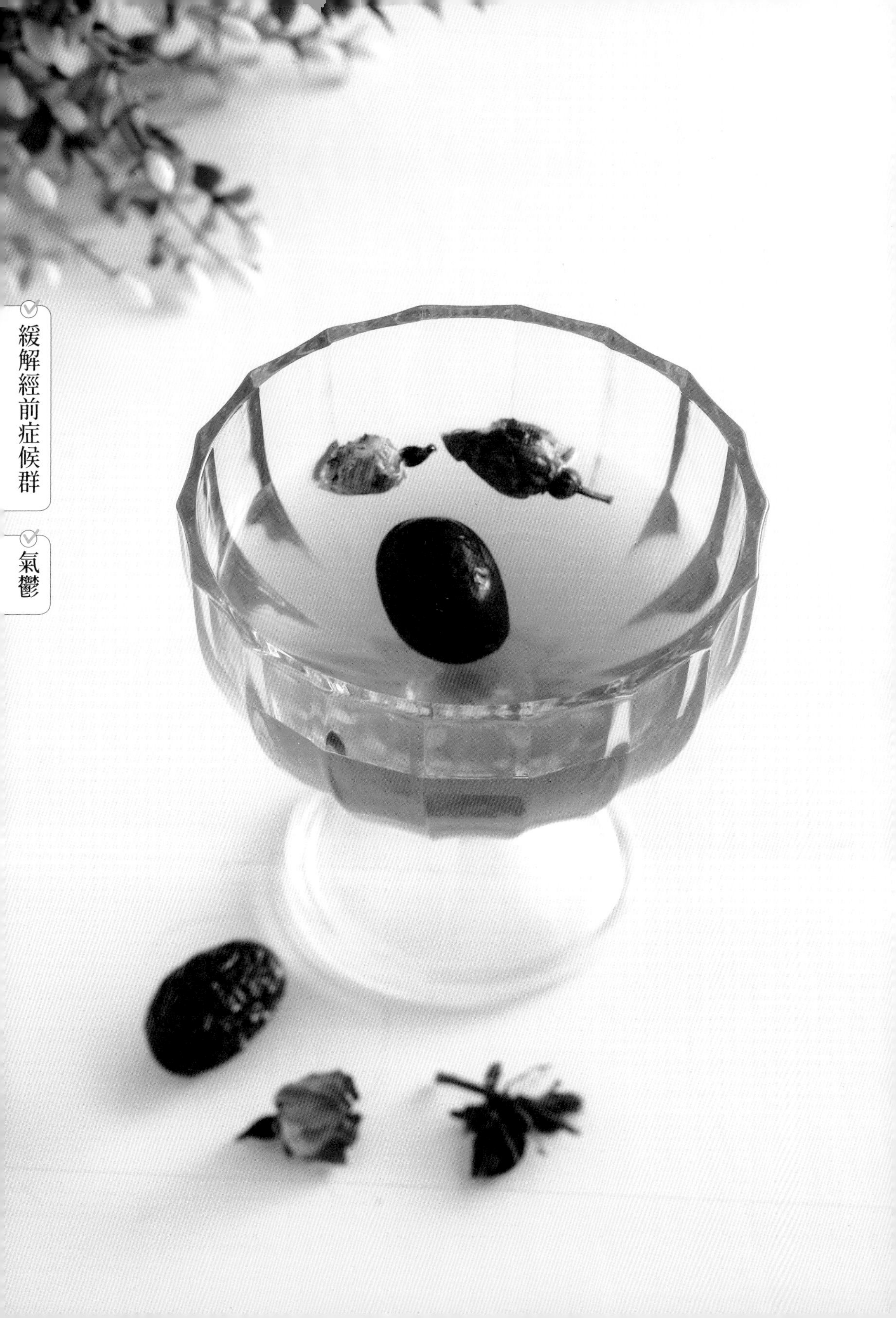

緩解經前症候群

氣鬱

三七化瘀通絡茶

—虛濕—氣滯血瘀—

功效 補心氣，活血化瘀，利濕消脂。
可用於外傷修復，止血，跌打損傷，動脈硬化等症狀。

宜忌 慢性病患者及孕婦慎用。

材料：

- 西洋參……10克
- 茯苓……10克
- 三七……8克
- 山楂……6克
- 甘草……3克

做法：

1. 將材料放入茶包中，以800至1000毫升熱水煮20分鐘。

飲用方式

一天分2至3次飲用，如未馬上飲用，可放冰箱冷藏，飲用時退冰到常溫。也可以再加熱喝。

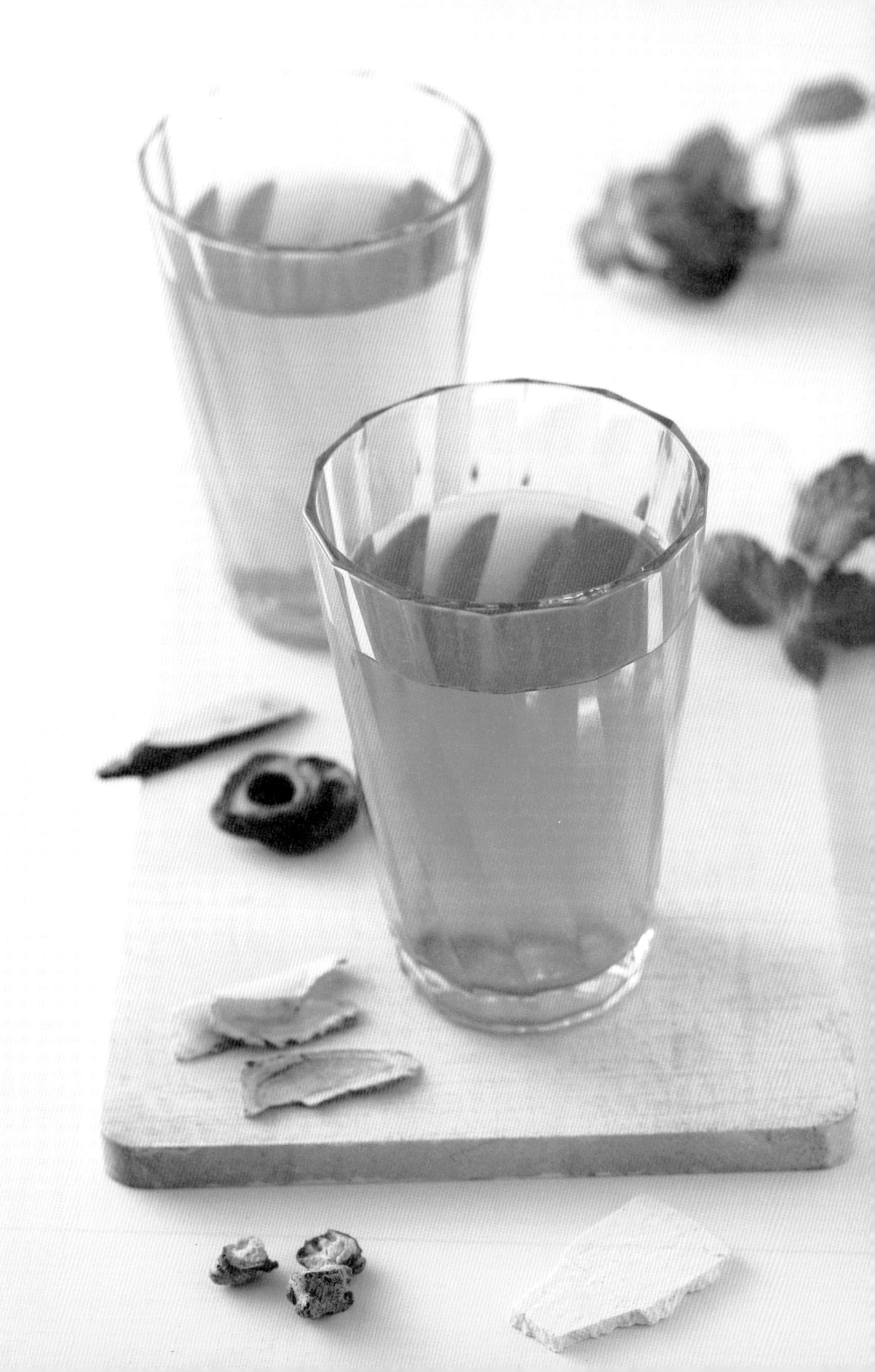

保養心血管

補氣

活血

通瘀

參苓白朮香菇雞湯

—虛濕—健脾化濕—

功效　健脾利濕，生津止渴，調養肝腎。

宜忌　適合全家大小、孕婦及小孩皆可食用。

材料：

A

- 切塊雞腿……1隻
- 香菇……8朵
- 山藥……100克
- 生薑……3片

B

- 人參鬚……6克
- 茯苓……6克
- 白朮……6克
- 黑棗……8至10顆
- 枸杞子……6克

調味料：

- 米酒……1大匙
- 鹽……適量

做法：

1. 雞腿入滾水鍋中汆燙後取出備用；香菇以冷水泡開，湯汁留用；山藥去皮切塊。
2. 鍋中倒入1200毫升水，將上述材料B放入鍋中，加入做法1燉煮約30分鐘，最後再加入米酒及鹽調味即可。

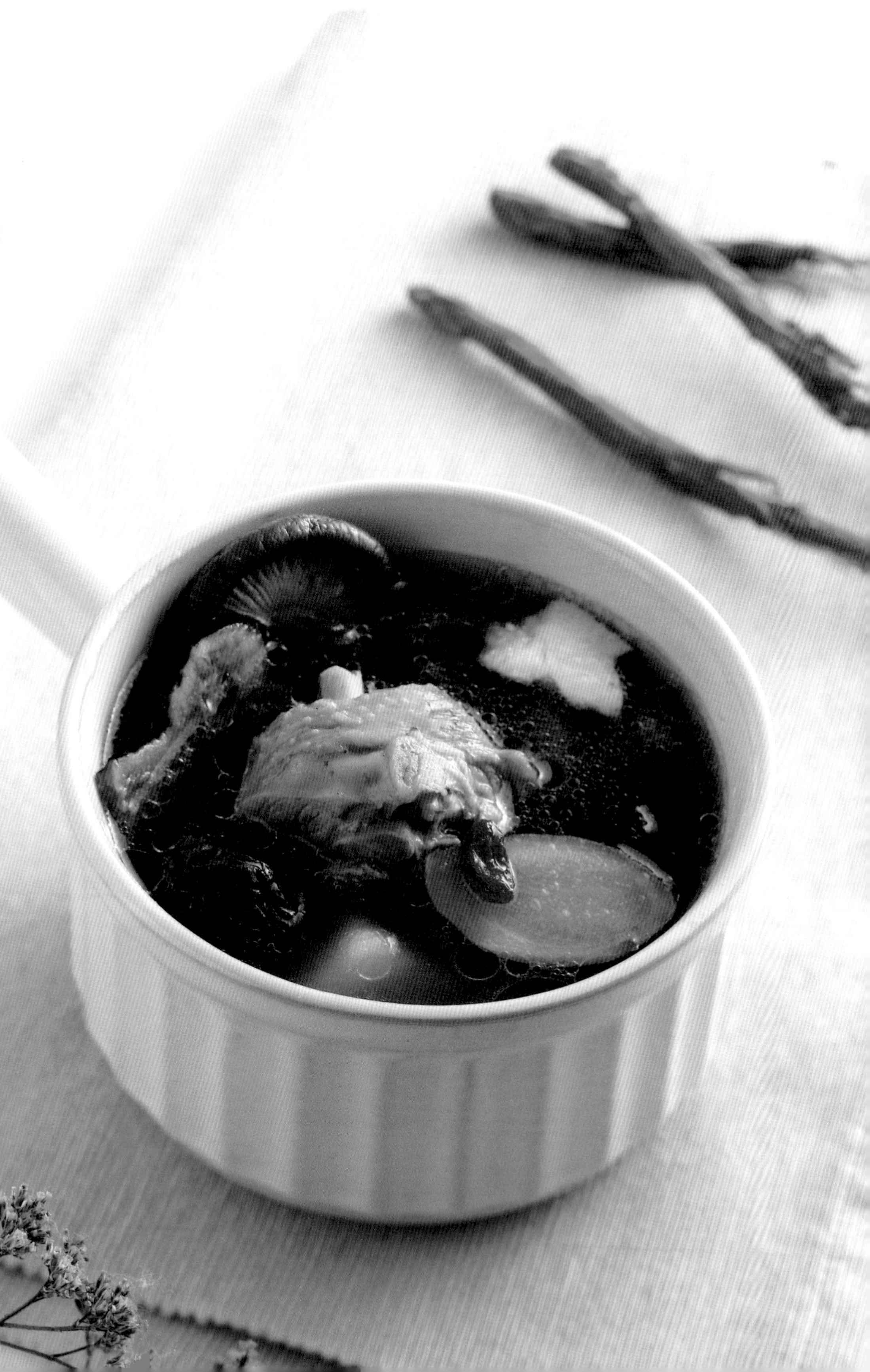

黃精山藥小米粥

——虛濕——滋養脾腎——

功效　補肺潤燥，滋腎養精，用於穩定血糖、倦怠乏力、口乾舌燥，內熱消渴、頭暈、腰膝酸軟、頭髮早白、老化、消水腫等症狀。

宜忌　孕婦慎用。

材料：

- 黃精……15克
- 山藥……200克
- 天花粉……10克
- 小米……2杯
- 紅棗……6至8顆

做法：

1. 黃精、天花粉切碎，山藥去皮切成丁。
2. 將所有材料放入鍋中，加入12杯水，以小火燉煮30分鐘。

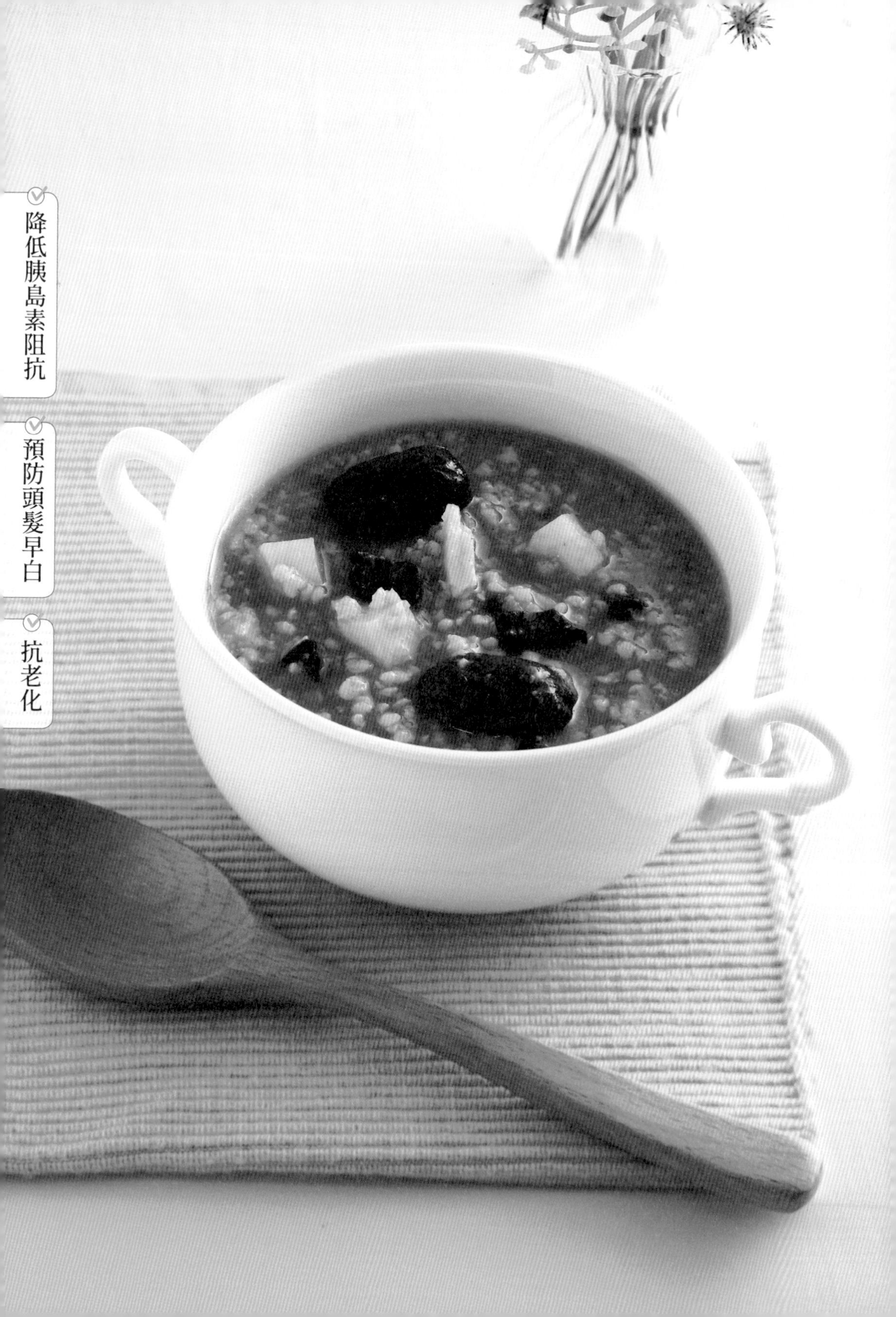

降低胰島素阻抗

預防頭髮早白

抗老化

白扁豆荸薺肉丸

——虛濕——健脾開胃——

功效 能健脾利濕，清熱止渴，補充蛋白質，用於食慾不振、虛弱、口乾口渴等症狀。

宜忌 適合全家大小、孕婦及小孩皆可食用。

材料：

- 白扁豆 10克
- 荸薺 10個
- 豬絞肉 300克
- 蔥絲 適量

調味料：

- 鹽 1小匙
- 蓮藕粉 1大匙
- 白胡椒粉 1/4小匙
- 橄欖油 少許

做法：

1. 白扁豆泡軟後切碎，荸薺去皮切碎末。
2. 取大碗放入做法1、豬絞肉和調味料混和均勻後，揉成6至8個肉丸，放入盤中排好。
3. 放入電鍋，外鍋加半杯水蒸熟，取出盛盤，點綴少許蔥絲，亦可將蒸盤中的肉汁與少許醬油煮滾淋上一同享用。

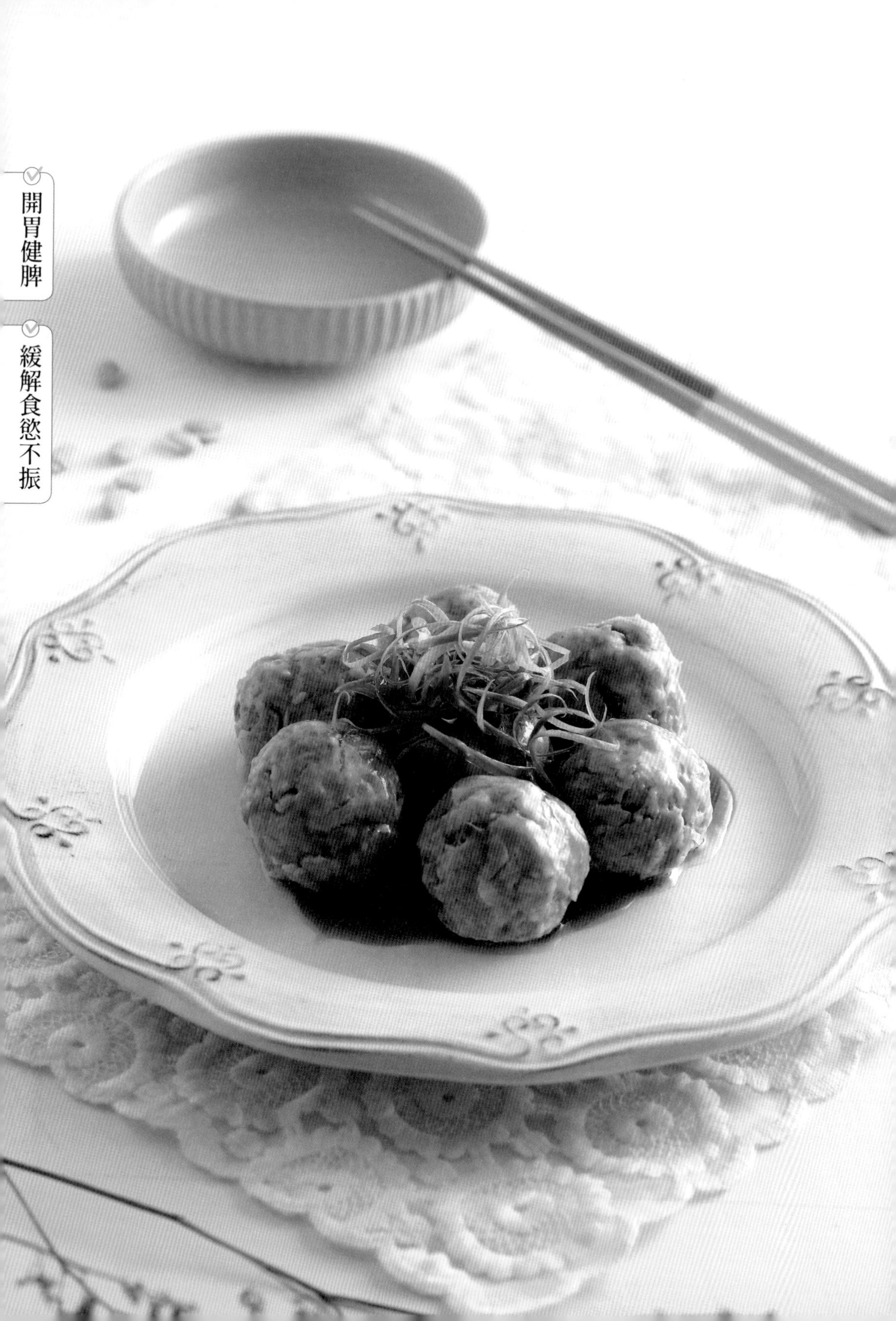

開胃健脾

緩解食慾不振

夏養心

防暑濕，排汗散熱順暢

夏季炎熱，人們很容易心浮氣躁、情緒失控，身體熱又口渴就想喝冷飲，含糖冷飲進入脾胃系統，在炎熱的環境下發酵形成大量的氣體以及痰濕、脂肪，也會向上堆積到肺經造成咳嗽痰多、鼻過敏等症狀，也可能下行到婦科系統，造成白帶或是卵巢水瘤等症狀，如果滯留在肌肉骨骼系統就會造成水腫及痠痛等症狀。

每年的七、八月是長夏季節，這時候天氣又熱又潮濕，所以人們多待在冷氣空調的環境中，冷氣房跟室外的溫差大，在室外時身體感受暑熱，正常的狀況下身體會出汗散熱，但如果進入冷氣房或是吹風，體表的毛孔收縮，造成暑熱悶在體內發散不出來，這就是中醫所說的「陰暑」。皮膚毛孔開合調節的功能下降，久了也會造成陽氣虧虛，暑濕悶在體內產生疲倦、身體沉重、頭痛頭昏、噁心想吐、大便泄瀉、口渴及舌苔厚等症狀。

/解/暑/排/濕/精/油/處/方/

材料：

薄荷5滴、尤加利3滴、檸檬3滴、廣藿香3滴

使用方式：

薰香或是以30毫升基底油稀釋後，塗抹在頭部、肩頸、胸口後，可配合按摩或刮痧法，在頸後及背部進行刮痧，輕輕刮痧，微微出痧即可。

夏天如何預防暑濕

①夏天對應五臟的「心」，夏天中暑嚴重或過度流汗後，會造成心氣衰竭而發生危險，所以在炎熱的戶外活動時，一定要注意排汗順暢、散熱良好，時時補充水分。記得飲料不能取代水，通常飲料中的糖及其他加工成分，不只無法幫助身體散熱，反而造成身體排熱的負擔。

②戶外活動流汗後，在進入有冷氣空調的室內前，先把體表的汗擦乾，如果衣服被汗濕透了，建議換一件乾爽的衣服，才不會造成風邪或冷氣的寒邪從毛孔進入，閉阻住毛孔，造成呼吸道的過敏或頭痛等症狀。建議風扇不要直吹身體，冷氣的溫度及強度調整到不會吹到體表冰冷的狀態。

③夏天的暑熱要能順利排出，除了從泌尿系統排出以外，還有毛孔的排汗散熱系統，運動排汗是最有效的散熱排濕方式。但須避免高溫下的戶外運動，在舒適的冷氣房或是涼爽空氣流通的地方做有氧運動。

④夏天心火大，心對應苦味以及赤色的食物，所以夏天心火上炎的時候，可以多吃苦味食物如蓮子心、苦瓜、苦菜、牛蒡、麻薏等，心火降下來了就不宜吃太多，以免太過寒涼。

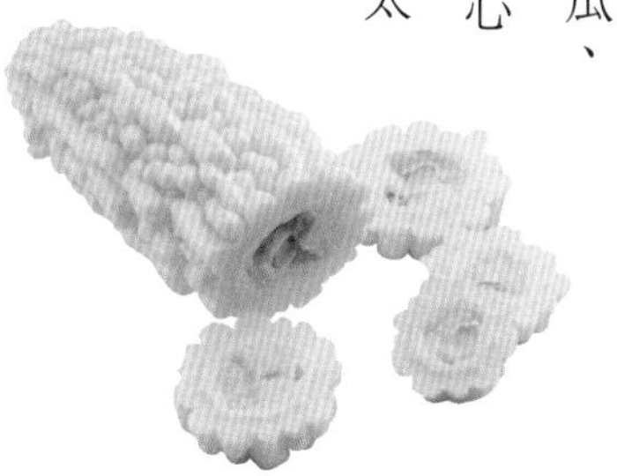

夏日排濕食帖

清暑益氣茶

—暑熱—益氣清暑—

功效　此方以生脈飲加味，補氣生津，
用於緩解暑熱造成的疲倦、頭暈、頭痛、多汗、口渴等症狀。

宜忌　適合全家大小、孕婦及小孩皆可食用。

材料：

- 西洋參……3至5片
- 麥門冬……10克
- 五味子……3克
- 紫蘇葉……6克
- 薄荷葉……3至5片

做法：

1. 將材料放入茶包中，鍋中放入800至1000毫升水，煮滾後，加入茶包煮約20分鐘，當茶飲飲用。

飲用方式

有暑濕症狀時一天喝一帖。如未馬上飲用，可放冰箱冷藏，飲用時退冰到常溫。也可以再加熱喝。

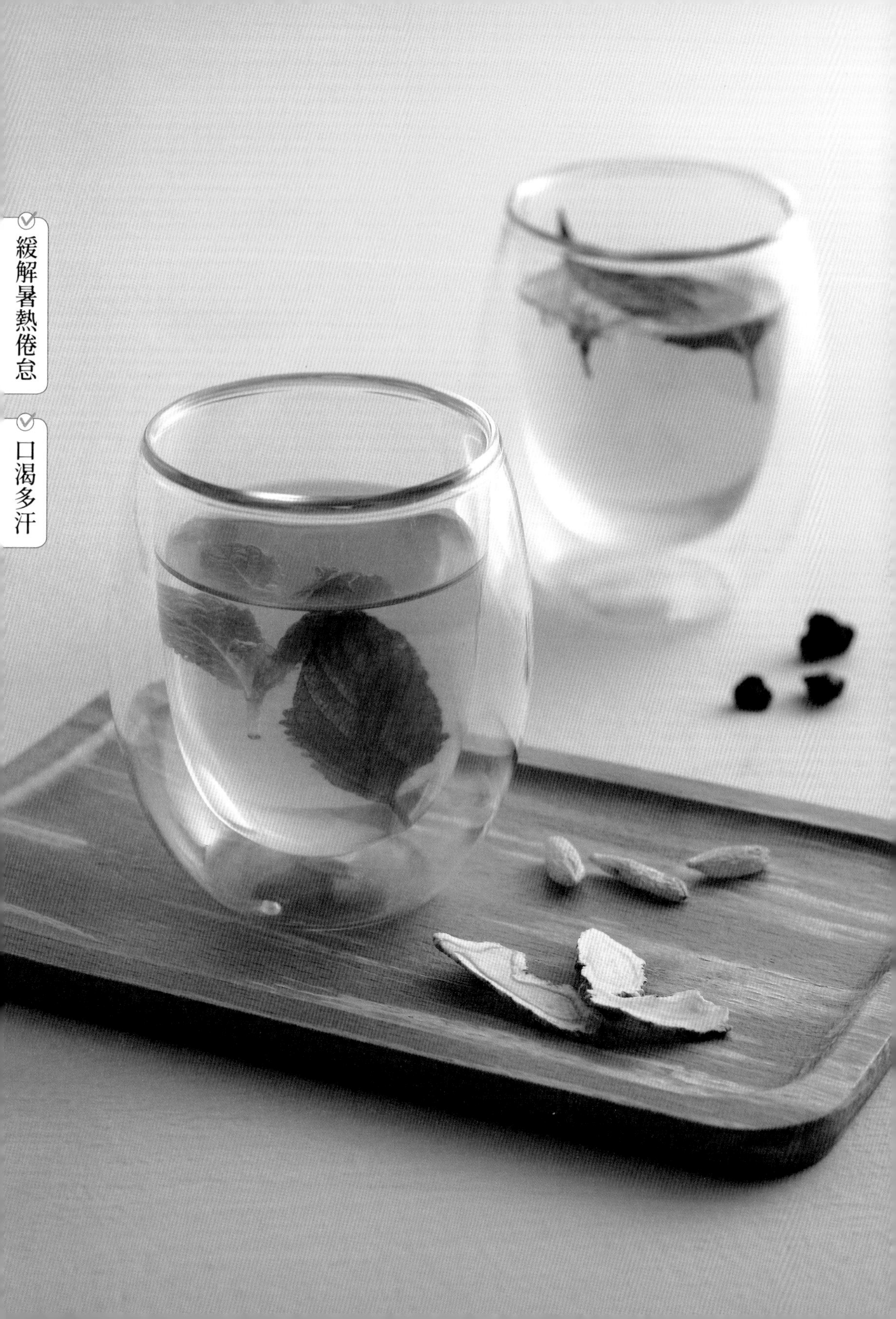

緩解暑熱倦怠

口渴多汗

解暑化濕香茶飲

—暑濕—解暑化濕—

功效 具有芳香化濕、疏肝清熱的功能，用於緩解暑濕造成的頭痛、煩躁、多汗、口渴、腹瀉、噁心嘔吐、食慾不佳等症狀。

宜忌 陰虛乾燥便祕體質者慎用。

材料：

- 廣藿香……3克
- 佩蘭……3克
- 玫瑰花苞……6朵

做法：

1. 將材料放入茶包中，鍋中放入800至1000毫升水，煮滾後，放入茶包煮20分鐘，一天分2至3次飲用。

飲用方式

如未馬上飲用，可放冰箱冷藏，飲用時退冰到常溫。也可以再加熱喝。

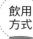

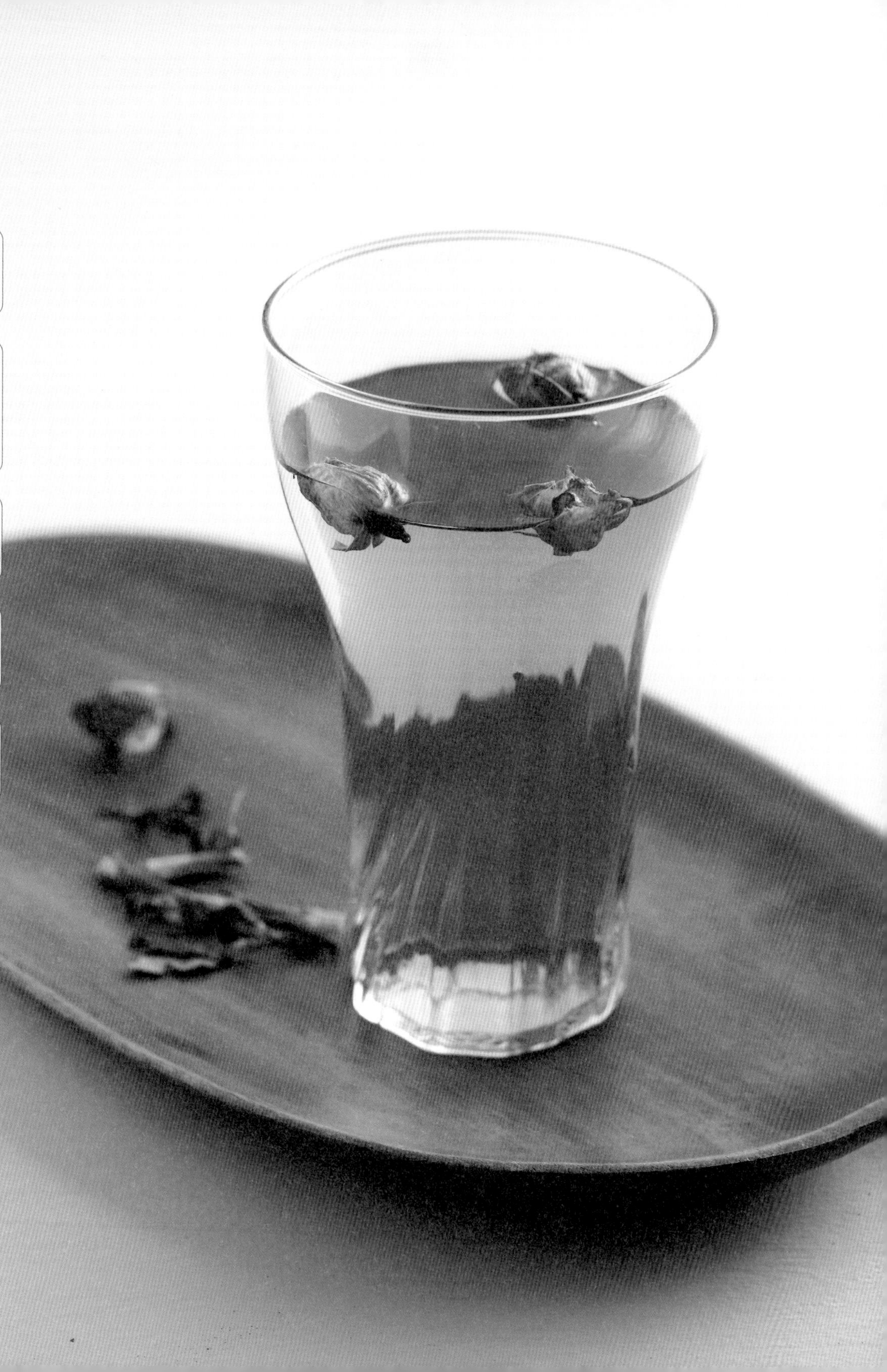

暑熱

嘔吐腹瀉

頭痛

煩躁

口渴

消食減脂香茶飲

—濕熱—降脂消積—

功效 具有消食積，降脂通便，利水化痰的功能。可用於吃大餐前後，加強消化代謝功能。

宜忌 脾胃虛寒、腹瀉體質者慎用。

材料：

- 山楂……6克
- 決明子……3克
- 荷葉……1克
- 茯苓……3克
- 橘皮……6克
- 甘草……1克
- 洛神花……3克

做法：

1. 將材料放入茶包中，鍋中放入800至1000毫升水，煮滾後，放入茶包煮20分鐘，一天分2至3次飲用。

飲用方式

如未馬上飲用，可放冰箱冷藏，飲用時退冰到常溫。
也可以再加熱喝。

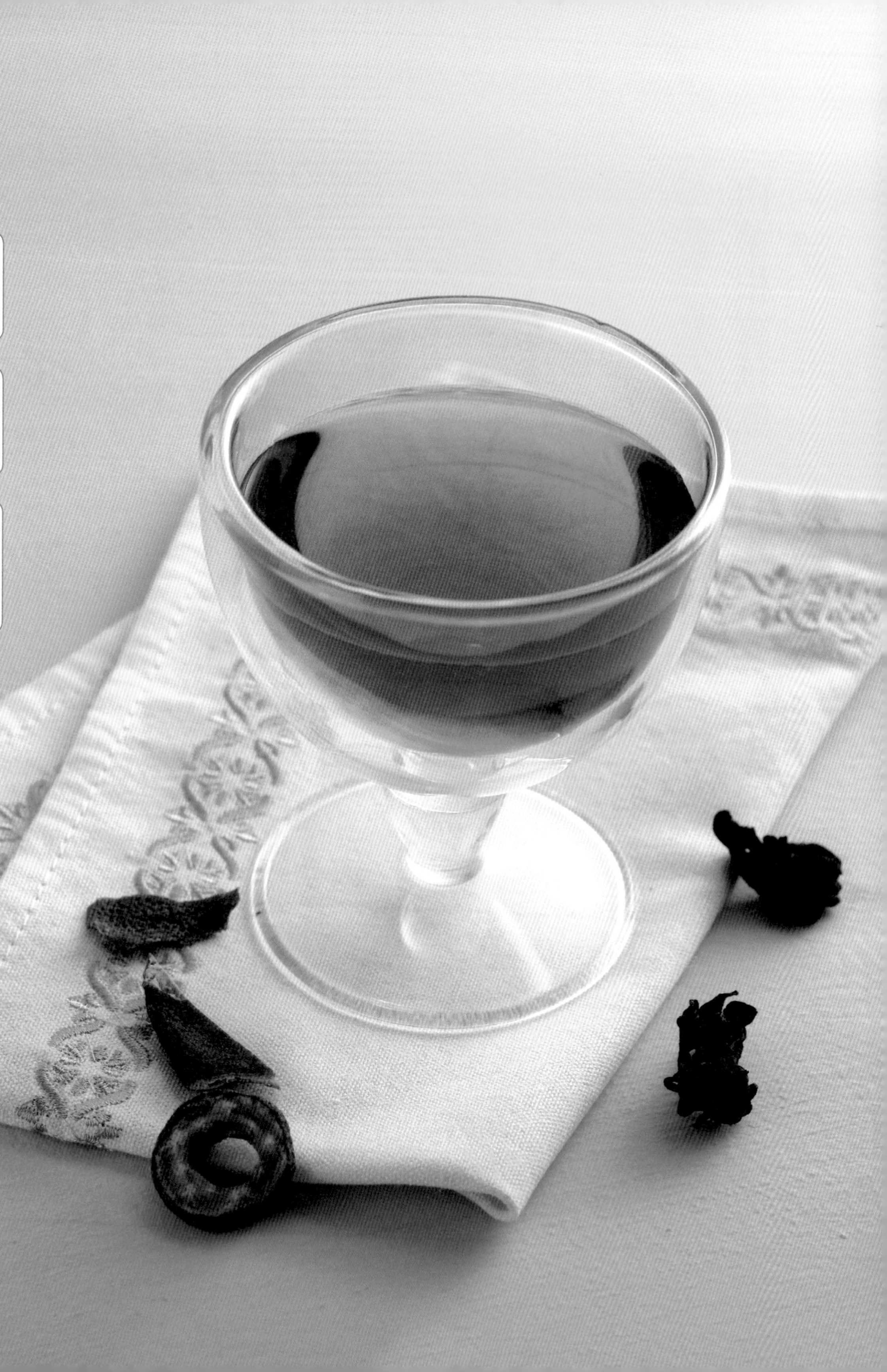

消食積

解油膩

降脂通便

白茅根鮮藕飲

—濕熱—清熱利尿—

功效 能滋陰清熱利尿，用於急性尿道炎、血尿、口乾舌燥、咳嗽、流鼻血等。

宜忌 體質虛寒，容易腹瀉者慎用。

材料：

- 鮮藕……100克
- 白茅根……20克
- 甘草……6克
- 薄荷葉……1克

做法：

1. 鮮藕切片後，加入800至1000毫升的水，再加入白茅根、甘草、薄荷葉後煎煮半小時，去渣取汁，冷卻後飲用。

飲用方式

如未馬上飲用，可放冰箱冷藏，飲用時退冰到常溫。也可以再加熱喝。

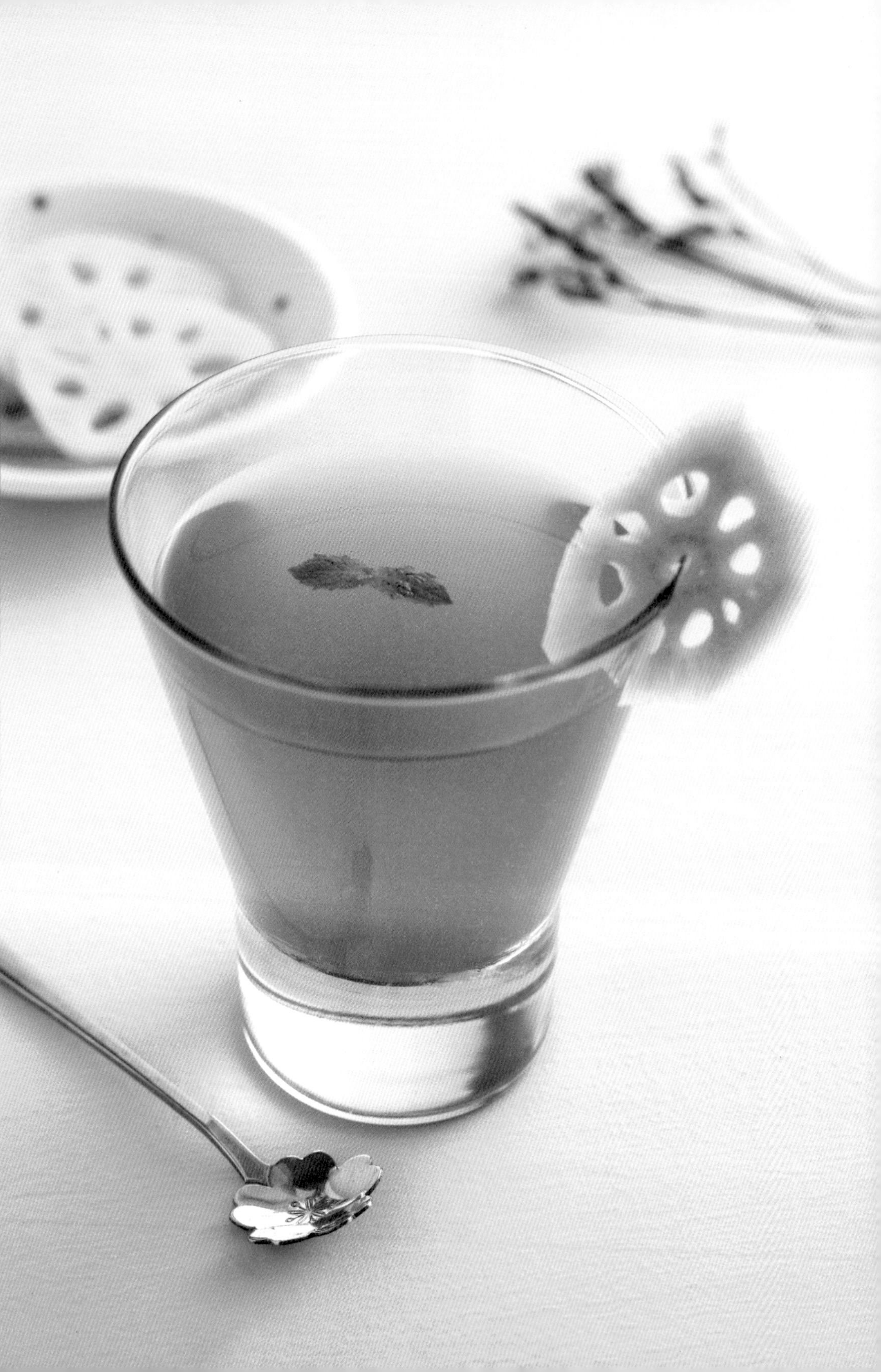

急性尿道炎

流鼻血

清熱利尿

利尿通淋香茶飲

—濕熱—泌尿道發炎—

功效 能清熱利尿，用於慢性泌尿道發炎、下肢水腫、白帶、遺精等。

宜忌 腎功能差、洗腎者以及體質虛寒，容易腹瀉者慎用。

材料：

- 車前草……3克
- 白茅根……3克
- 茯苓……6克
- 澤瀉……3克
- 赤小豆……6克
- 馬鞭草……2克

做法：

1. 將材料放入茶包中，鍋中放入800至1000毫升水，煮滾後，放入茶包煮20分鐘，一天分2至3次飲用。

飲用方式

如未馬上飲用，可放冰箱冷藏，飲用時退冰到常溫。也可以再加熱喝。

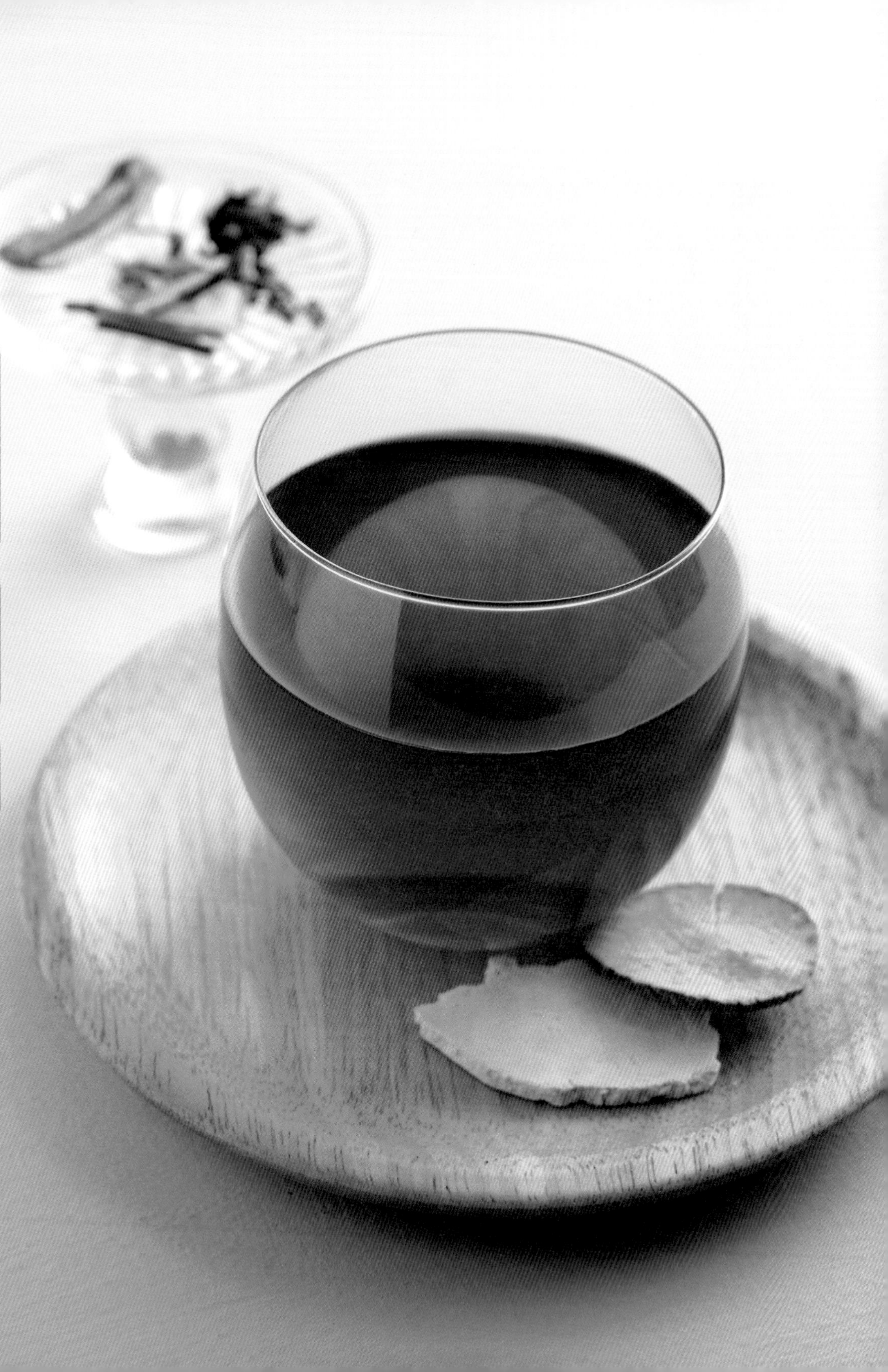

慢性泌尿道發炎

下肢水腫

白帶

蒲公英土茯苓飲

—濕熱—除濕消炎—

功效 能除濕解毒，利尿退黃。可用於陰道炎、乳腺炎、扁桃腺炎、胃及十二指腸潰瘍、黃疸型肝炎等病症。

宜忌 慢性病患者及孕婦慎服。

材料：

- 蒲公英……8克
- 土茯苓……6克
- 甘草……3克

做法：

1. 將材料放入茶包中，鍋中放入800至1000毫升水，煮滾後，放入茶包煮20分鐘，一天分2至3次飲用。

飲用方式

如未馬上飲用，可放冰箱冷藏，飲用時退冰到常溫。也可以再加熱喝，有下列症狀，一天一帖，服用5至7天，不宜久服。

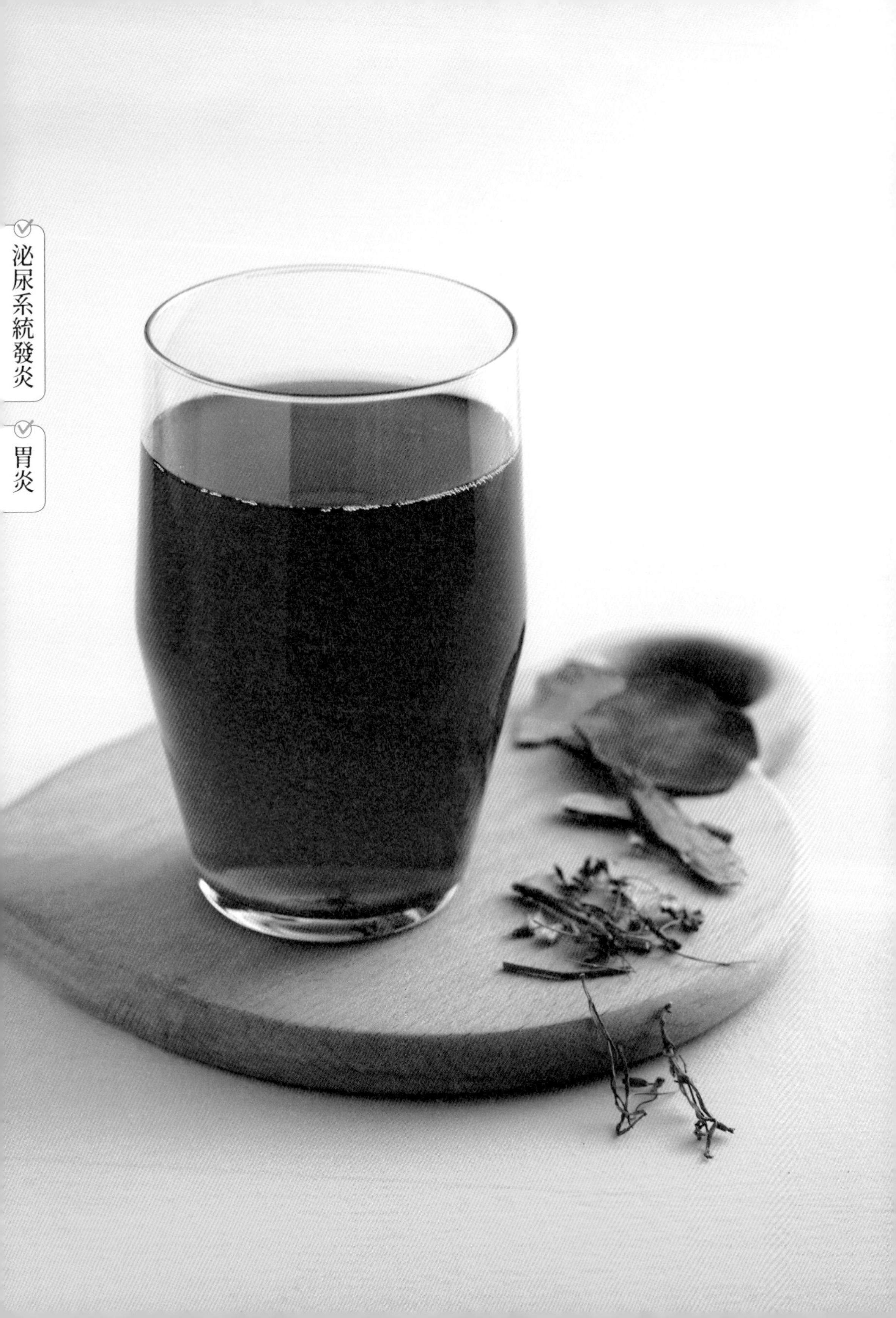

魚腥草菊花茶

—濕熱—感冒呼吸道發炎—

功效 能清熱解毒，用於咳嗽、喉嚨痛、慢性支氣管炎、肺炎、感冒發燒、鼻炎、中耳炎等。

宜忌 體質虛寒者慎服。

材料：

- 魚腥草……8克
- 菊花……6克
- 桔梗……3克

做法：

1. 將材料放入茶包中，鍋中放入800至1000毫升水，煮滾後，放入茶包煮20分鐘，一天分2至3次飲用。

飲用方式

如未馬上飲用，可放冰箱冷藏，飲用時退冰到常溫。也可加熱喝。有下列症狀，一天一帖，服用5至7天，症狀緩解即可停藥。

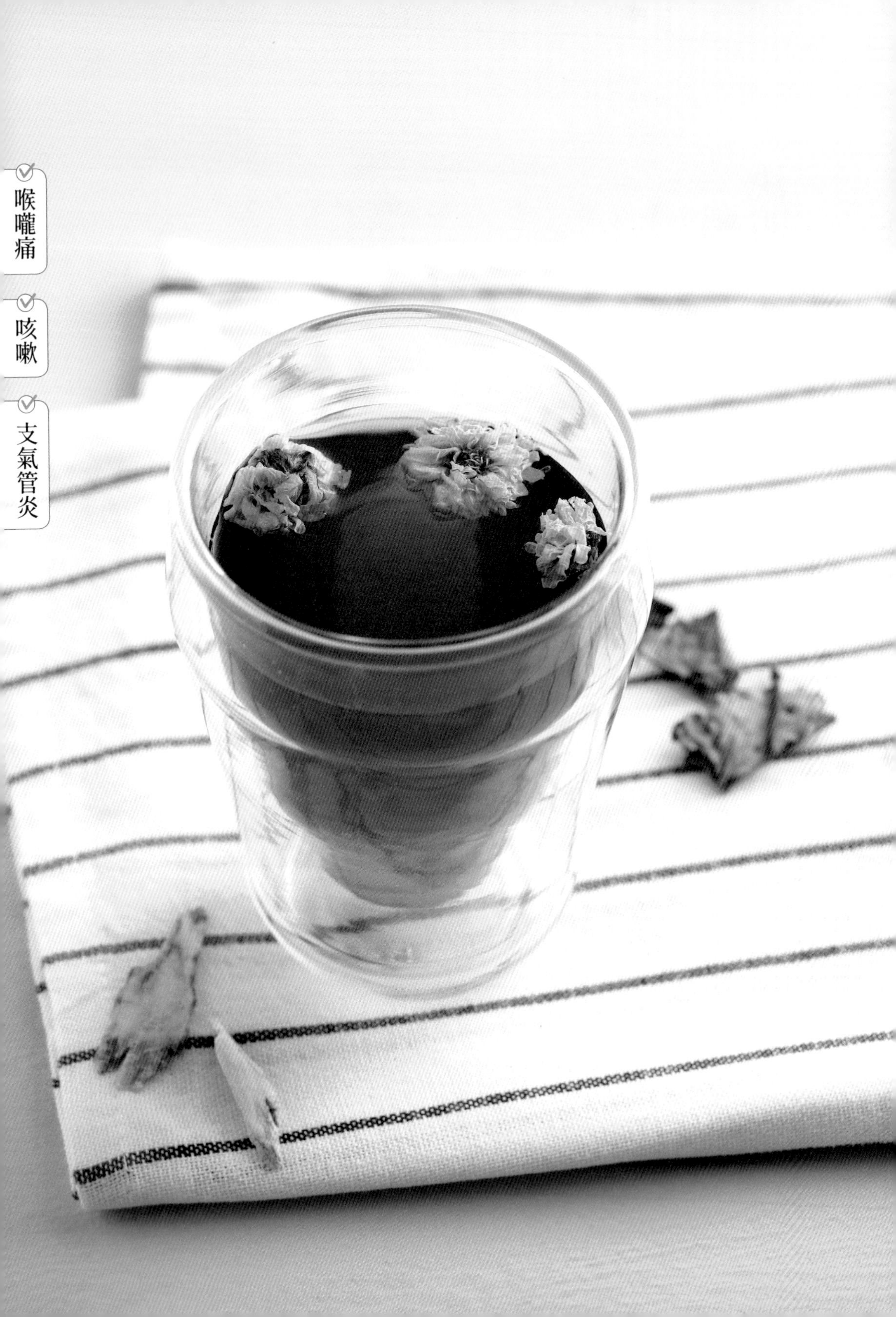
喉嚨痛
咳嗽
支氣管炎

決明子消滯茶

—濕熱—消脂通便—

功效　能行氣止痛，清熱潤腸通便。可用於胃熱型便祕、口渴口臭、腹脹、預防血管硬化及高血壓等病症。

宜忌　時常腹瀉者慎服。

材料：

- 決明子……10克
- 木香……6克
- 菊花……3至5朵

做法：

1. 將材料放入茶包中，鍋中放入800至1000毫升水，煮滾後，放入茶包煮20分鐘，一天分2至3次飲用。

飲用方式

如未馬上飲用，可放冰箱冷藏，飲用時退冰到常溫。也可加熱喝。有下列症狀，一天一帖，服用5至7天，症狀緩解即可停藥。

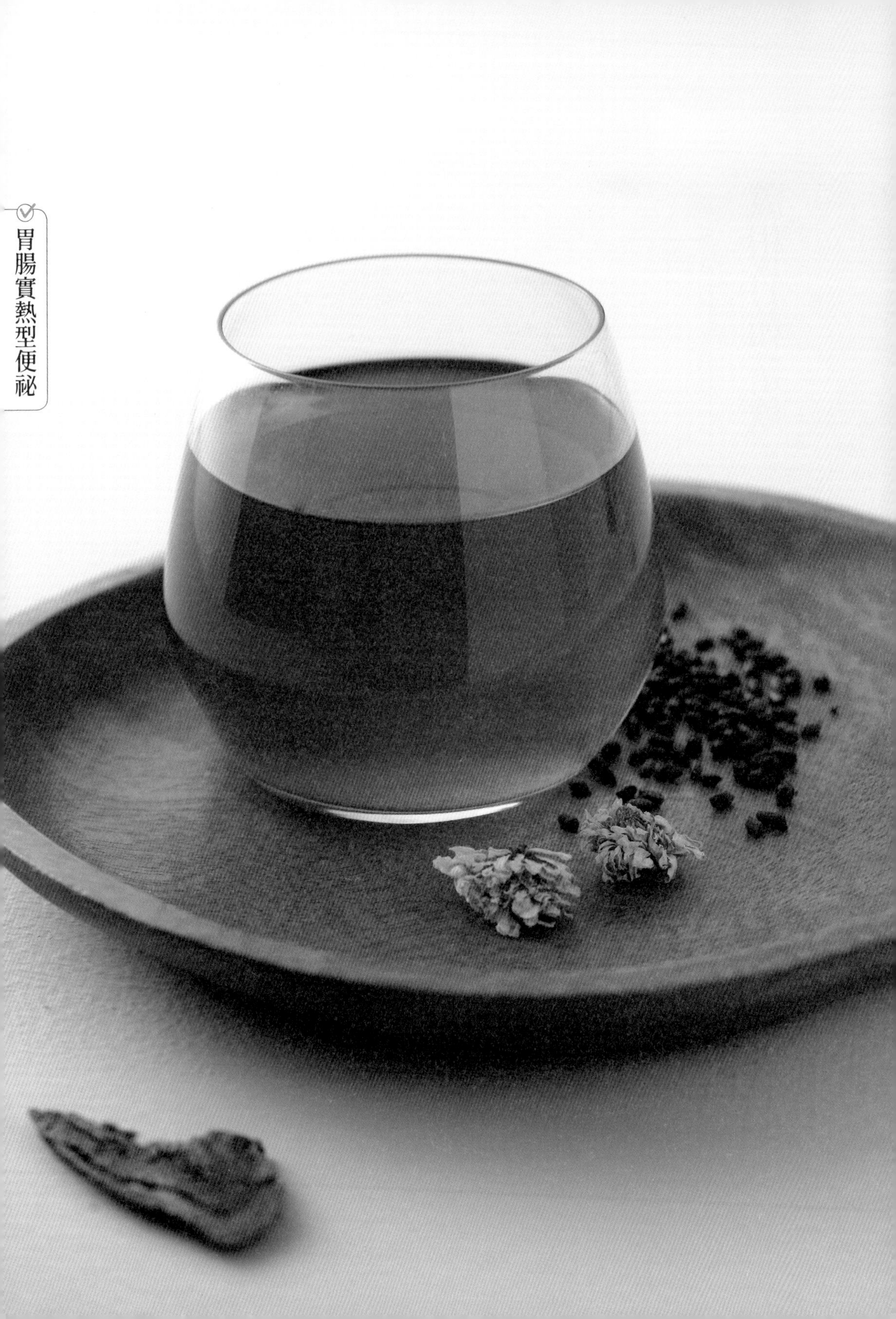

蘆根竹茹茶飲

—濕熱—生津止渴—

功效 能清熱利尿，生津止渴。可用於肺熱咳嗽，痰黃，口渴煩躁，糖尿病之消渴症等病症。

宜忌 脾胃虛寒及孕婦慎服。

材料：

- 黃耆……6克
- 蘆根……3克
- 竹茹……3克
- 天花粉……3克
- 甘草……3克

做法：

1. 將材料放入茶包中，鍋中放入800至1000毫升水，煮滾後，放入茶包煮20分鐘，一天分2至3次飲用。

飲用方式

如未馬上飲用，可放冰箱冷藏，飲用時退冰到常溫。也可加熱喝。

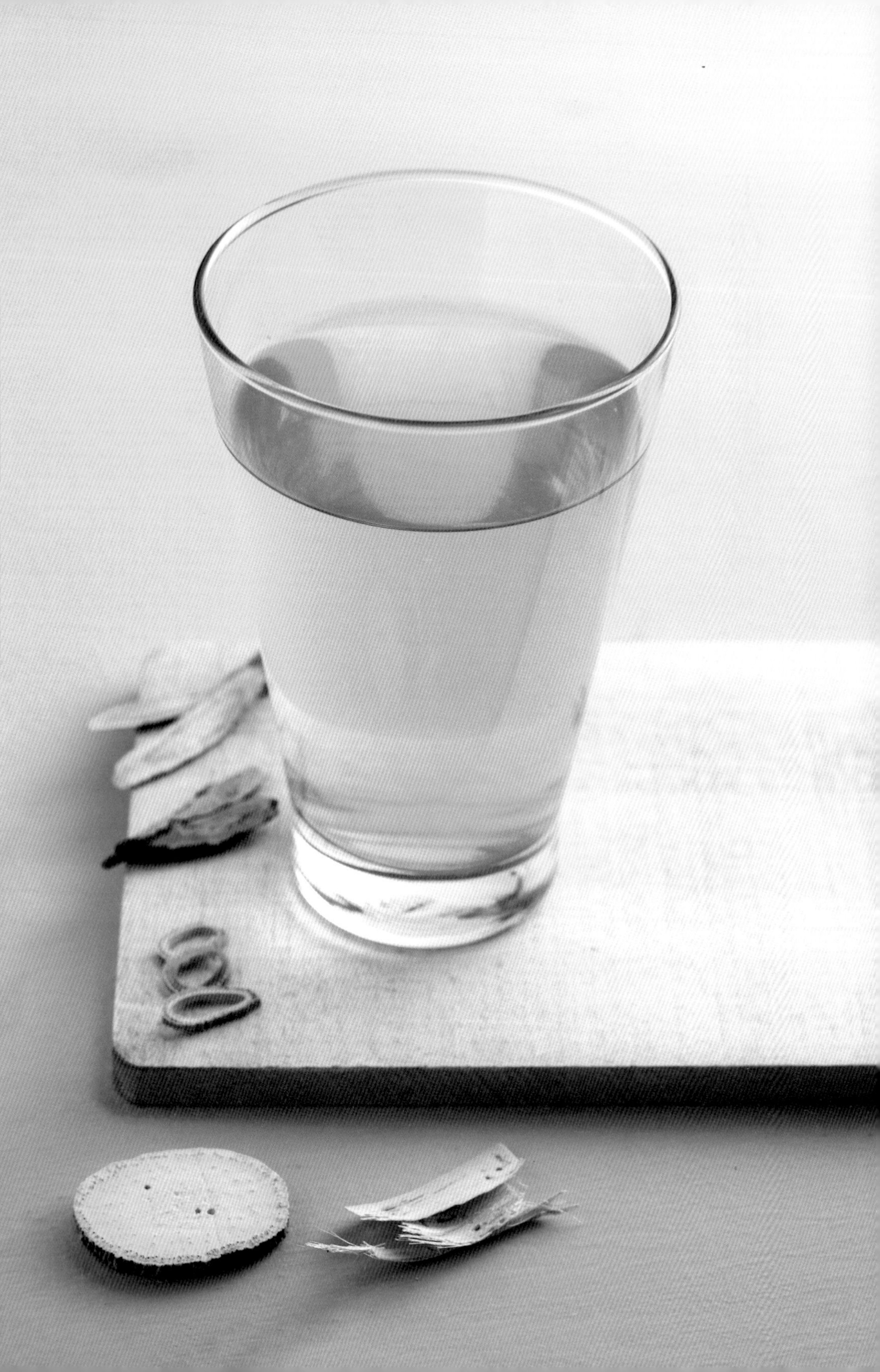

新冠肺炎後遺症

糖尿病口渴

土茯苓枇杷葉綠豆湯

—濕熱—清熱除濕排毒—

功效 能清熱解毒，除濕排濁。可用於肺熱痤瘡，腳氣，梅毒，皮膚濕疹，癰瘡腫毒等病症。

宜忌 脾胃虛寒，時常腹瀉者慎服

材料：

- 綠豆……100克
- 土茯苓……3克
- 枇杷葉……6克
- 陳皮……10克

做法：

1. 綠豆洗淨後泡水1小時。
2. 鍋中加入水800毫升，放入綠豆先煮滾後，將土茯苓、陳皮、枇杷葉放入布包，加入鍋中，以小火煮半小時，即可食用。

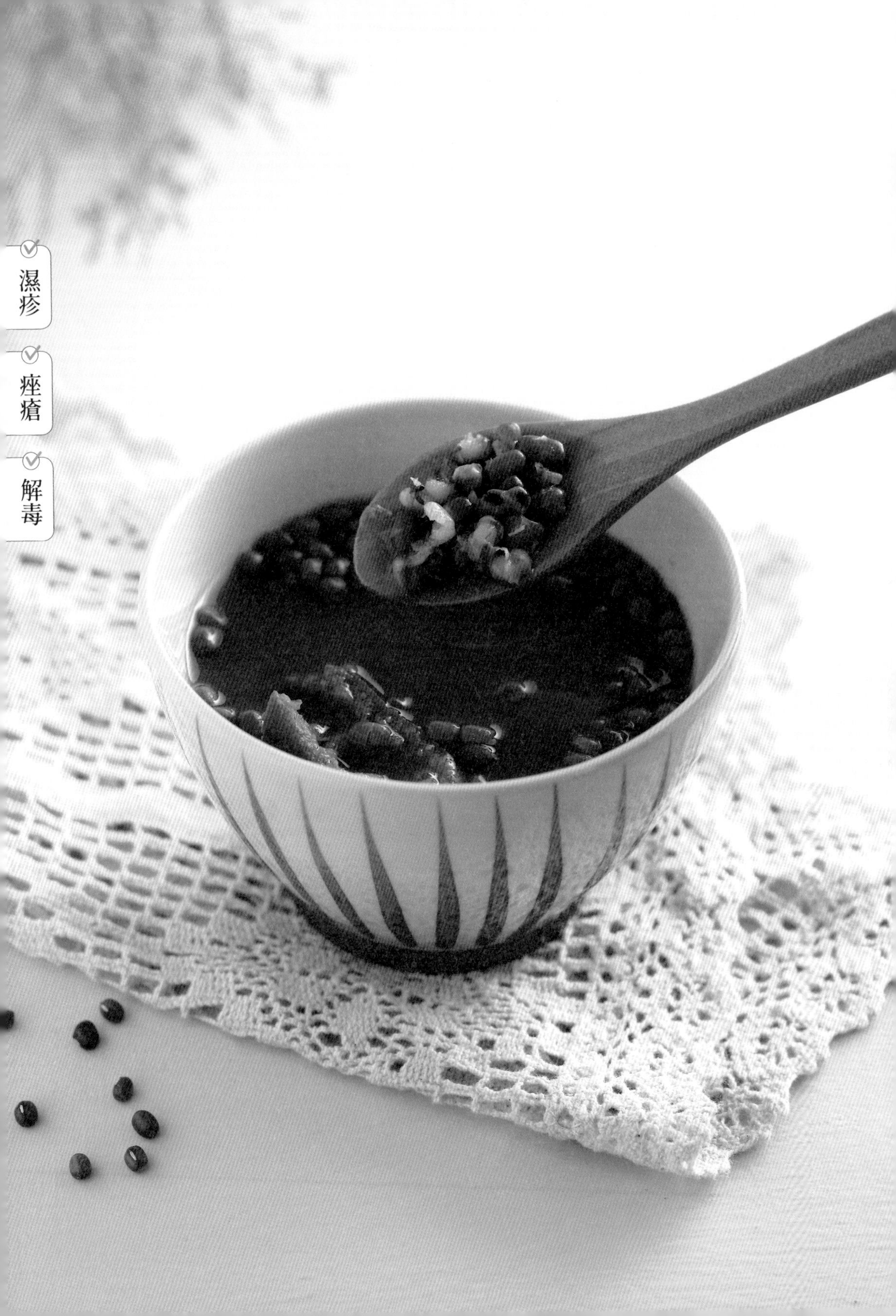

濕疹

痤瘡

解毒

家庭必備四神湯

—寒濕—健脾補腎祛濕—

功效　四神湯的四味藥都是在家就能常備的除濕藥材，用途非常廣，四季皆宜。能改善脾虛產生的濕氣，如腹瀉或大便偏軟、偏黏，消化不良，口水黏膩或肥胖等。具有補腎固精的功能，用於男性遺精、性功能障礙，女性的白帶、腰痠、下肢痠軟無力等症狀，同時具有寧心安神的作用，用於焦慮、失眠、煩躁等症狀。

宜忌　陰虛乾燥便祕體質者，可加入玉竹20克，加強養陰潤燥，生津止渴功能，避免加重便祕。

材料：

- 茯苓 20克
- 山藥 20克
- 蓮子 20克
- 芡實 20克
- 豬瘦肉 300克

調味料：

- 鹽、米酒 適量

做法：

1. 茯苓、山藥、蓮子、芡實，以熱水浸泡30分鐘。
2. 將所有食材放入鍋中，加入清水，大火煮滾後，改小火煮30分鐘。
3. 豬瘦肉切片，放入鍋中快速煮熟，加入適量的鹽及米酒調味即可（不加米酒也可以）。

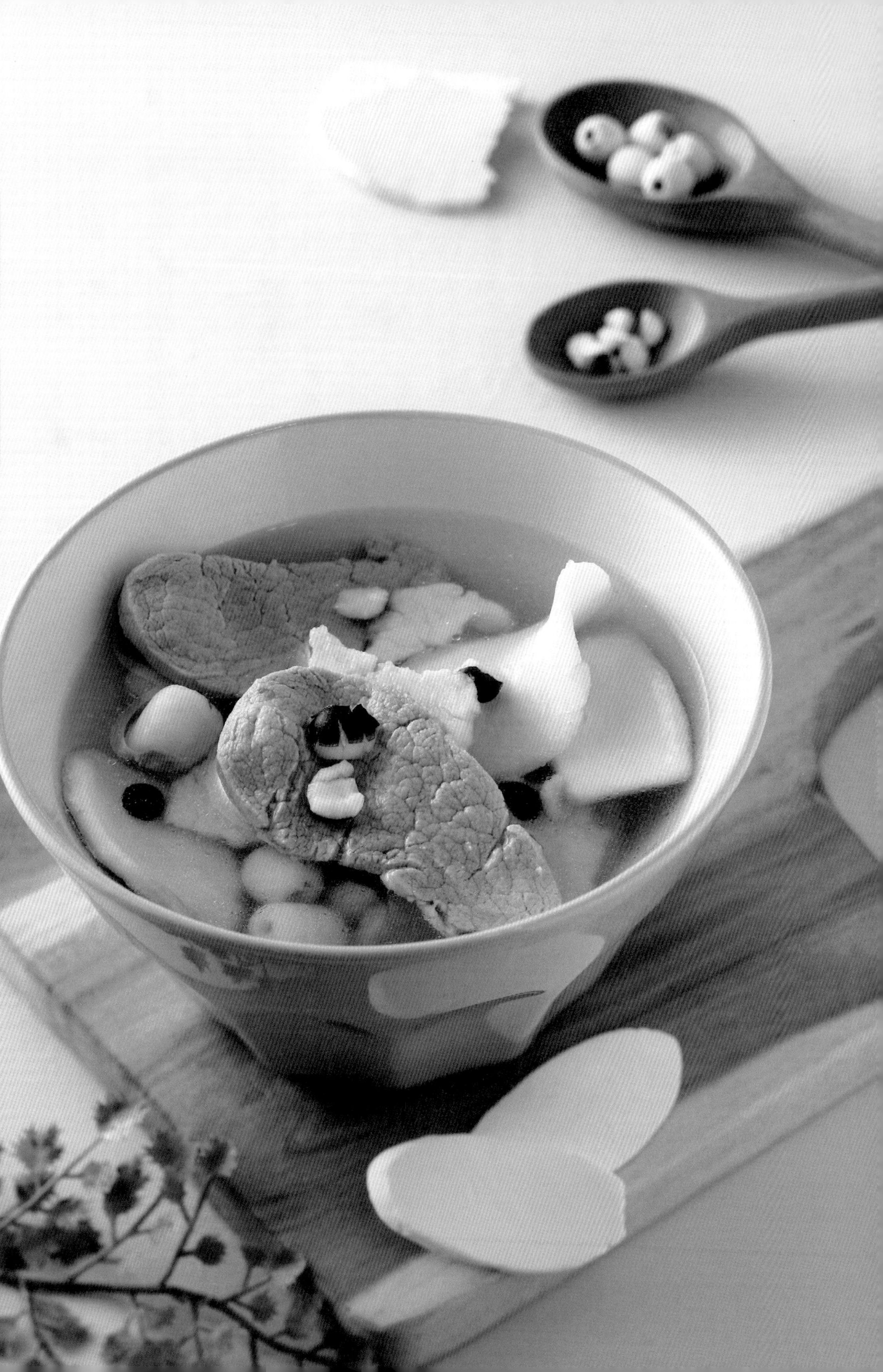

秋養肺

潤肺燥、防秋濕生冬嗽

秋天是以燥氣為主的季節，秋天要防燥氣，燥氣會發生乾咳、咽喉乾痛、口乾舌燥、皮膚或眼睛乾燥等症狀。體濕的人也會感受燥氣，出現燥跟濕夾雜的症狀，比如身體水腫同時出現口乾舌燥、皮膚或眼睛乾燥等症狀。

如果秋天的濕氣偏重，在《黃帝內經》中說到：「秋傷於濕，冬生咳嗽」。秋天在體內累積的濕氣，到了冬天就會容易發生咳嗽，特別是痰多的咳嗽，現代人不分四季都在喝冷飲，加上常攝取寒涼甜膩的食物，體內的痰濕累積。立秋以後秋雨較多，空氣中濕氣較重，外濕加上內濕，肺氣就會受到損傷，痰濕也會積聚在肺中，到了冬天陽氣開始收藏，氣虛不能受納的時候，氣逆上到肺就容易發生痰多咳嗽。

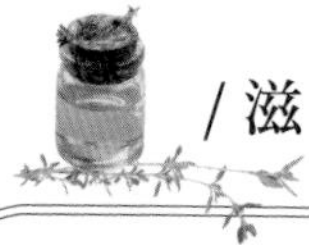

/滋/肺/潤/燥/精/油/處/方/

材料：

雪松5滴、沒藥2滴、玫瑰花3滴、麥蘆卡2滴

使用方式：

薰香或是以30毫升基底油稀釋後，塗抹在身體皮膚乾燥處，可保濕潤燥。

秋天如何預防秋濕或秋燥

①避免秋天在體內累積濕氣，須避免寒涼甜膩的食物。

②秋天進入養陰的季節，睡眠時間要比夏天早一點，睡眠不足容易造成陰虛，體內的陰液更加乾燥，如果秋天燥氣加重，會加重體內發炎症狀。

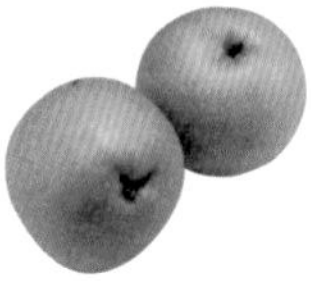

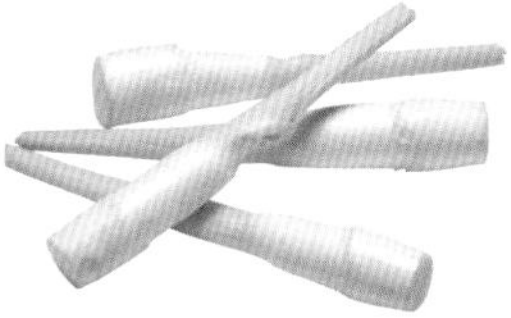

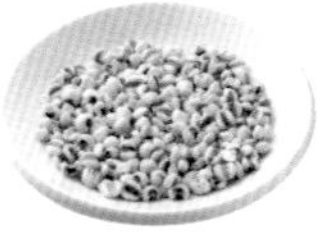

③秋天屬肺，白色食物入肺，秋燥症狀明顯時，可以多吃補氣兼潤燥食物如白木耳、山藥、荸薺、白菇類、蓮藕、高麗菜、白花椰菜、洋菇、洋蔥、白蘆筍、茭白筍、冬瓜、梨子等。

④體濕的人同時出現燥跟濕夾雜的症狀，可選擇利濕跟潤燥的食材如薏苡仁、白木耳、山藥、冬瓜等。

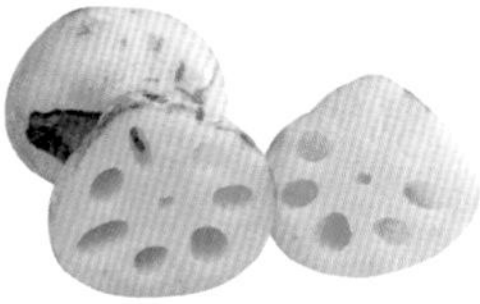

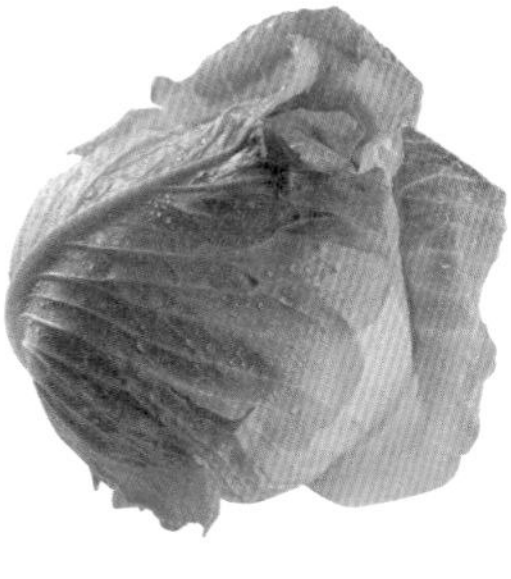

滋肺潤燥茶

——秋燥——滋陰潤肺——

功效 能滋陰潤燥，生津止渴，緩解秋季的皮膚乾燥發癢、乾咳、口乾舌燥等症狀。

宜忌 脾虛腹瀉者慎用。

材料：

- 玉竹……12克
- 百合……10克
- 杏仁……6克
- 菊花……3克
- 桂花……2克
- 紅棗……6至8顆

做法：

1. 將材料放入茶包中，鍋中放入800至1000毫升水，煮滾後，加入茶包以小火煮20分鐘，當茶飲飲用。

飲用方式

有秋燥症狀時一天喝一帖，如未馬上飲用，可放冰箱冷藏，飲用時退冰到常溫。也可以再加熱喝。

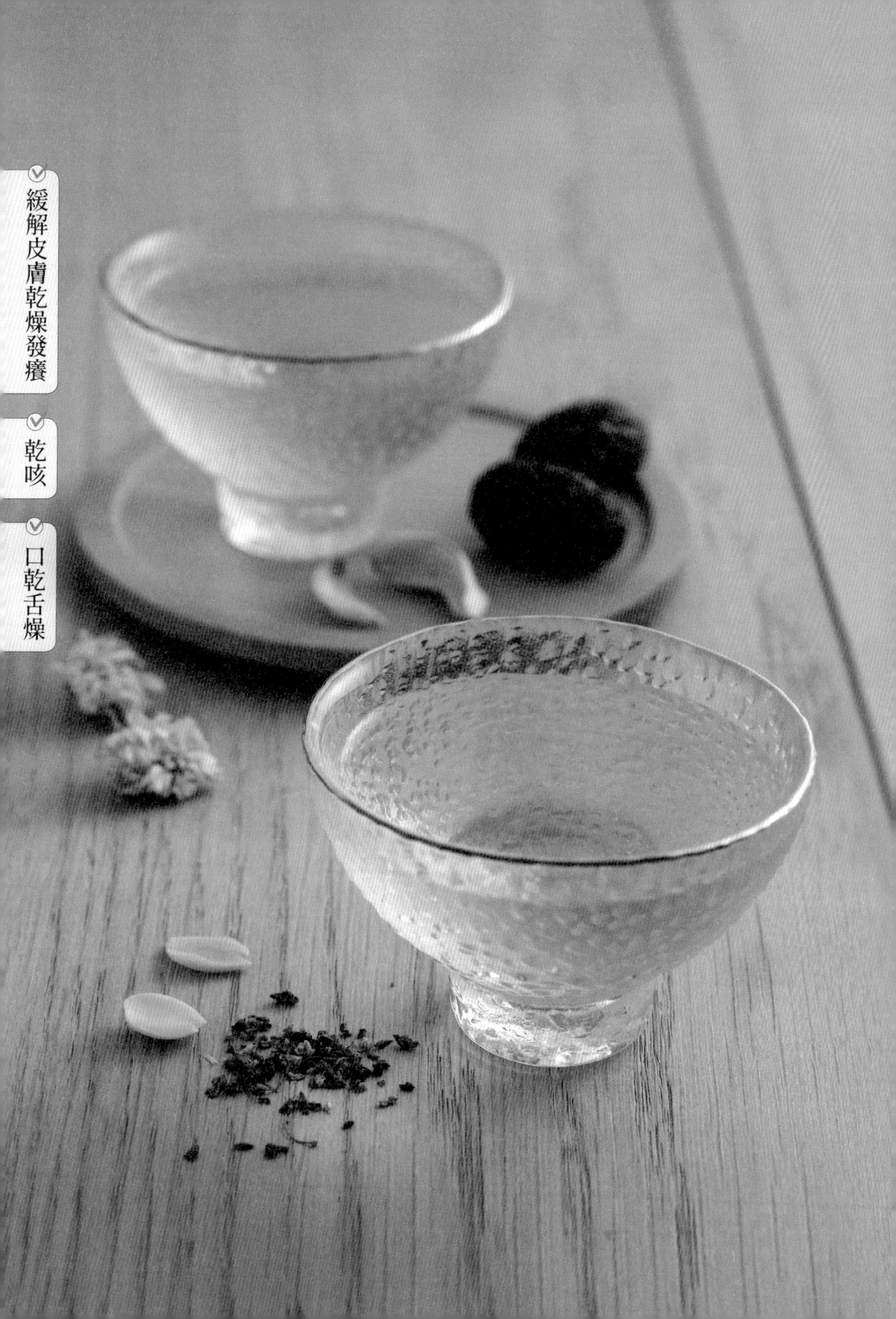

緩解皮膚乾燥發癢

乾咳

口乾舌燥

清肺化痰香茶飲

痰濕—止咳化痰

功效　補氣、止咳化痰，緩解咳嗽、咽喉癢、卡痰等症狀。

宜忌　脾虛腹瀉者慎用。

材料：

- 黃耆 …… 6克
- 陳皮 …… 4克
- 杏仁 …… 3克
- 半夏 …… 3克
- 厚朴 …… 3克
- 佛手柑 …… 4克

做法：

1. 將材料放入茶包中，鍋中放入800至1000毫升水，煮滾後，加入茶包以小火煮20分鐘，當茶飲飲用。

飲用方式

有上述症狀時一天喝一帖，如未馬上飲用，可放冰箱冷藏，飲用時退冰到常溫。也可以再加熱喝。

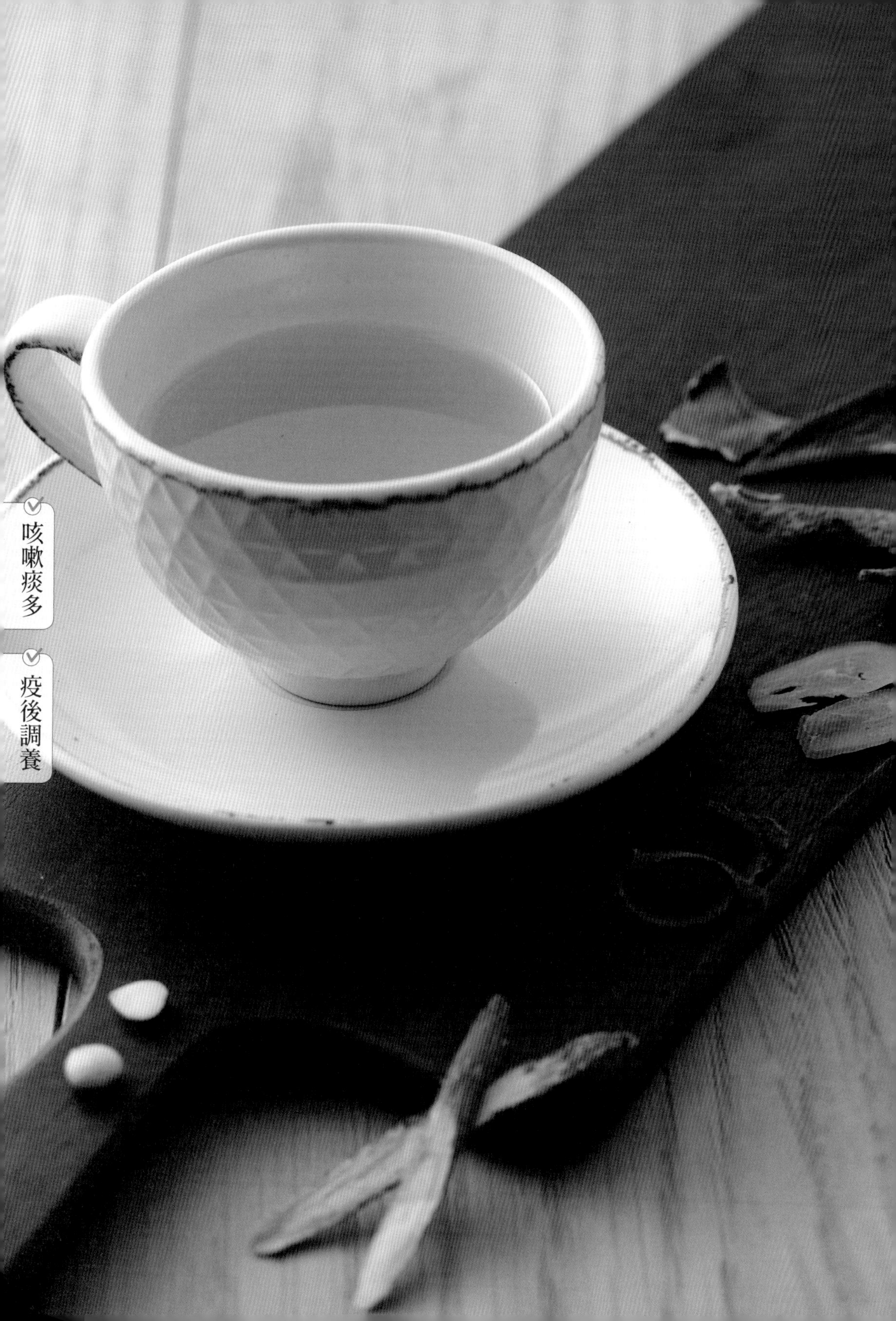

咳嗽痰多

疫後調養

安神除濕香茶飲

—痰濕—安神化痰—

功效 能疏肝理氣，開胸解鬱，健脾化痰。
可用於失眠、壓力型頭痛、記憶力減退、情緒鬱結等症狀。

宜忌 適用失眠、情緒緊張者，
若長途開車或需要提神狀況下慎服。

材料：

- 纈草……3克
- 茯苓……6克
- 佛手柑……4克
- 遠志……2克
- 甘草……3克
- 洋甘菊……3克

做法：

1. 將材料放入茶包中，鍋中放入800至1000毫升水，煮滾後，加入茶包以小火煮20分鐘，當茶飲飲用。

飲用方式

一天可分2至3次飲用，或於睡前1至2小時服用200毫升。

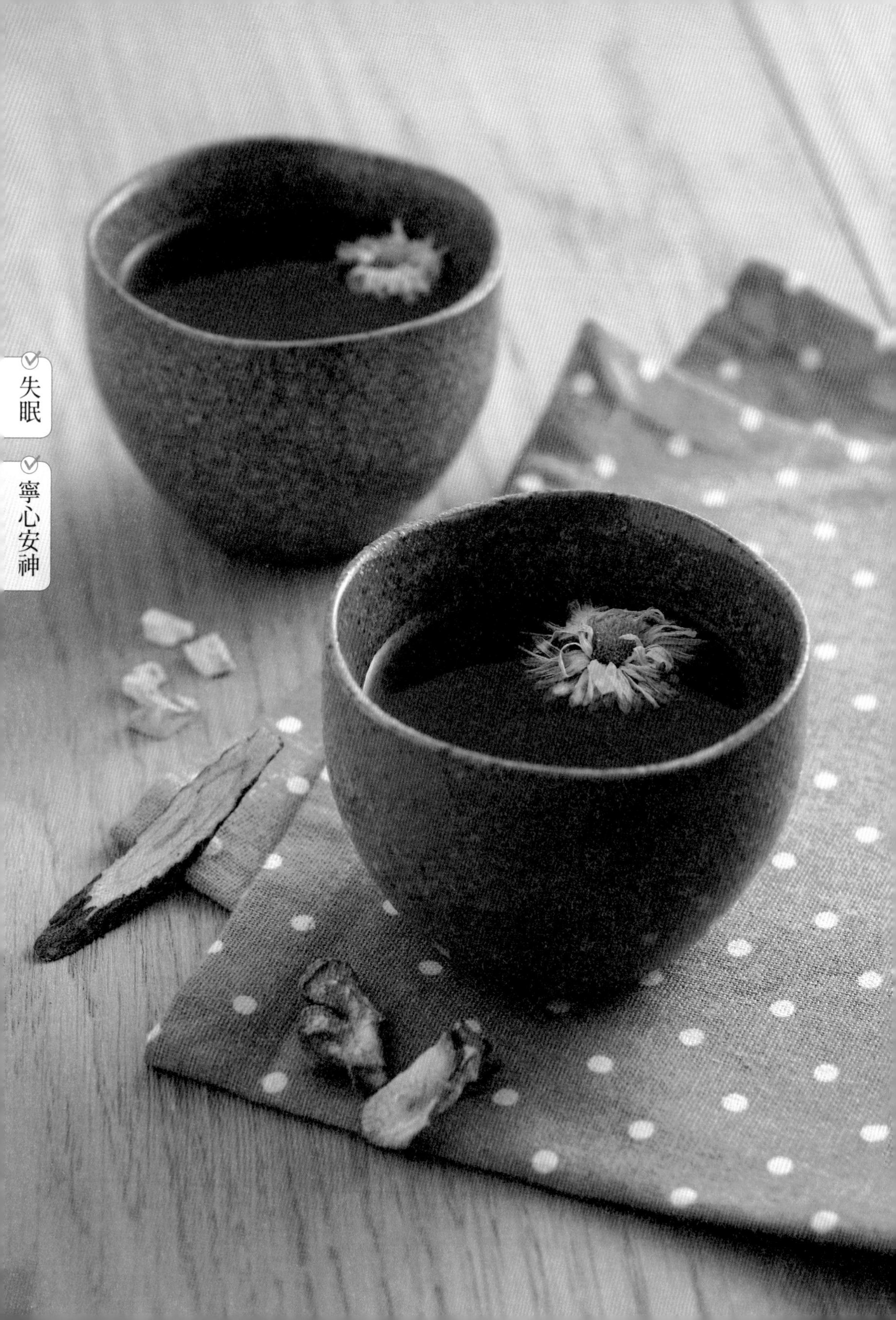

除濕昆布排骨湯

—痰濕—美白除濕—

功效　健脾利濕，美白除斑，補充鈣質及微量元素。

宜忌　有甲狀腺亢進或功能低下者，應避免食用昆布及海藻類。孕婦慎用。

材料：

- 薏苡仁 9克
- 芡實 6克
- 白扁豆 3克
- 蓮子 6克
- 昆布 1條
- 豬排骨 300克
- 薑 1片

調味料：

- 鹽 適量

做法：

1. 薏仁、芡實、白扁豆、蓮子加水浸泡1小時。
2. 昆布泡水10分鐘，軟化後剪切成絲狀。
3. 豬排骨汆燙，去除浮沫。
4. 將所有材料放入鍋中，加水至淹過食材，燉煮30分鐘，飲用前調入適量鹽即可。

健脾利濕

美白除斑

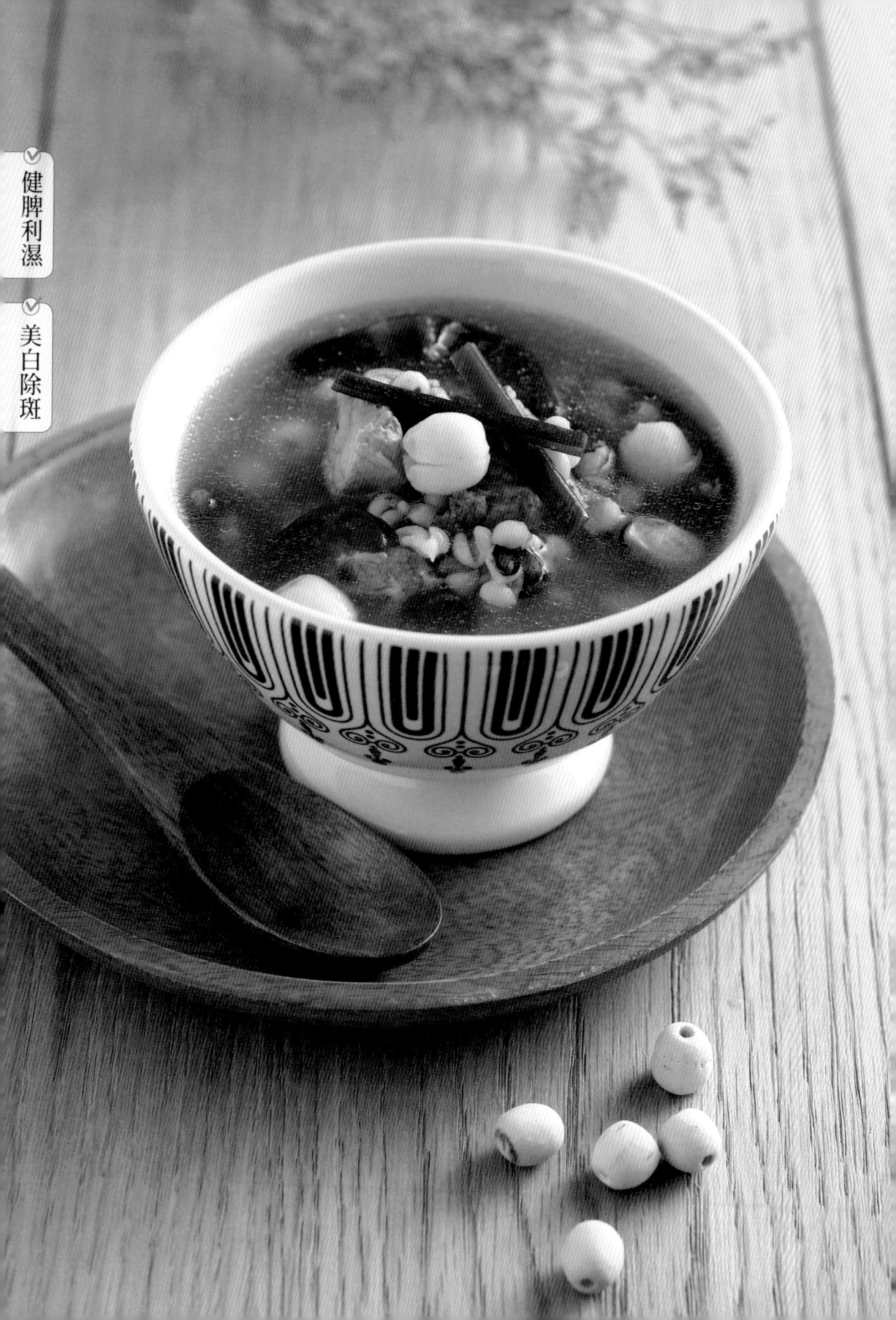

冬瓜皮薏仁荷葉排骨湯

—痰濕—利水消腫—

功效 利水消腫，健脾化濕。

宜忌 痰濕水腫者可多吃，陰虛乾燥便祕者不適合多吃。孕婦不加薏苡仁亦可食用。

材料：

- 豬小排 300克
- 冬瓜（連皮） 150克
- 薏苡仁 50克
- 荷葉 1至2片
- 薑 3片

調味料：

- 鹽 適量

做法：

1. 冬瓜洗淨，帶皮切成塊狀。薏苡仁浸泡半小時，豬小排以冷水起鍋汆燙，去除浮沫。
2. 鍋中倒入1000至1200毫升水，加入汆燙過的豬小排（素食者可用猴頭菇）和薑、薏苡仁，煮沸後小火燉20分鐘。
3. 最後加入冬瓜、荷葉再煮15分鐘，加入適量的鹽調味即可。

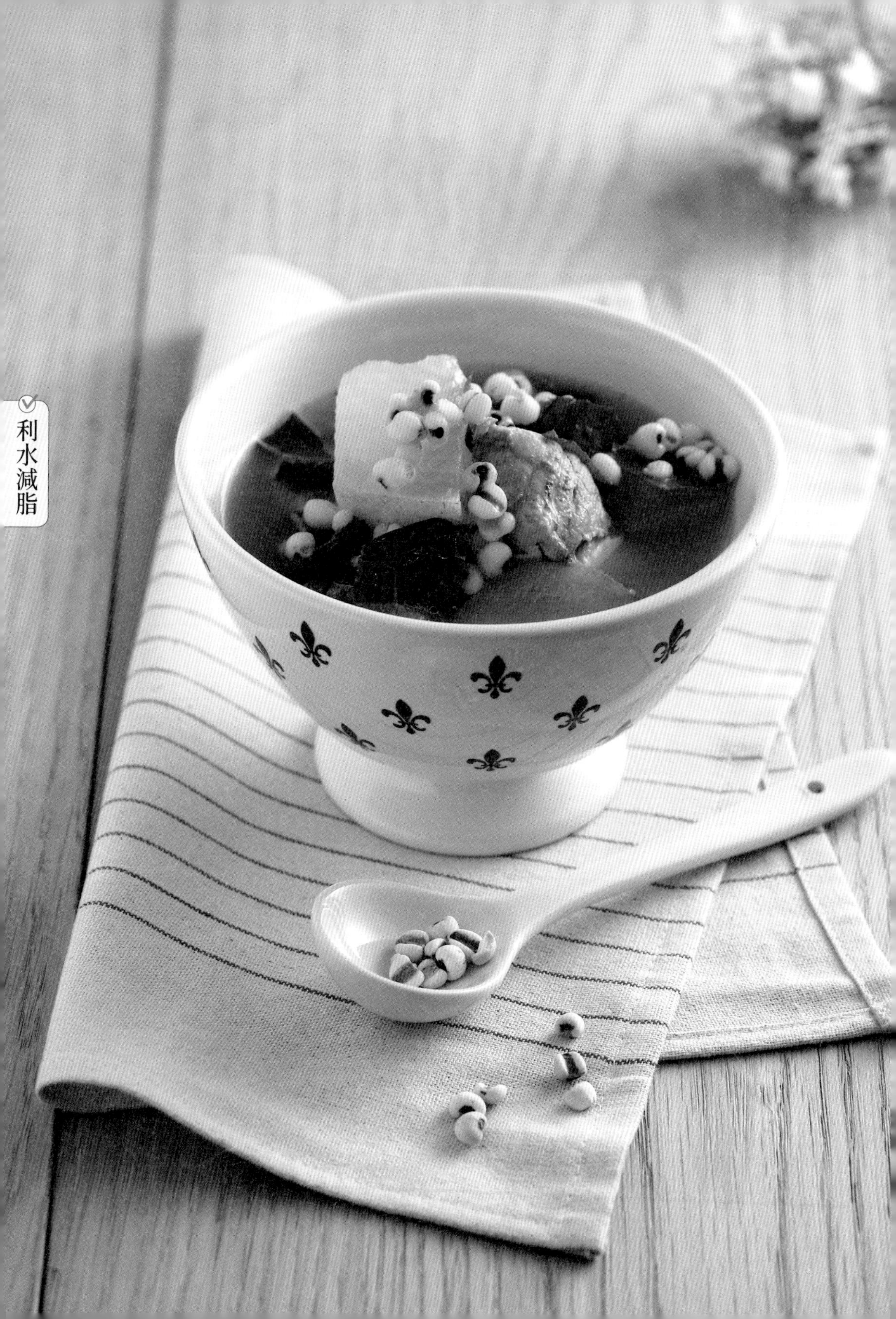

利水減脂

赤小豆鯉魚利水湯

—痰濕—消水腫—

功效 健脾利水，可用於妊娠水腫、全身水腫、腹水、食慾不佳、病後虛弱、腹瀉等症狀，還能補充優質蛋白質。

宜忌 痰濕水腫者可多吃，孕婦及小孩都可以食用。

材料：

A

- 鯉魚……1尾
- 生薑……3至5片
- 蔥段……1根

B

- 赤小豆……10克
- 蓮子……6克
- 茯苓……12克
- 陳皮……9克

調味料：

- 鹽、米酒……適量

做法：

1. 赤小豆、蓮子先浸泡1小時。
2. 鍋中倒入材料B，煮沸後以小火燉30分鐘。
3. 鯉魚洗淨切塊，和生薑、蔥段一同放入鍋中，續煮10分鐘，起鍋前加入適量鹽、米酒調味即可。

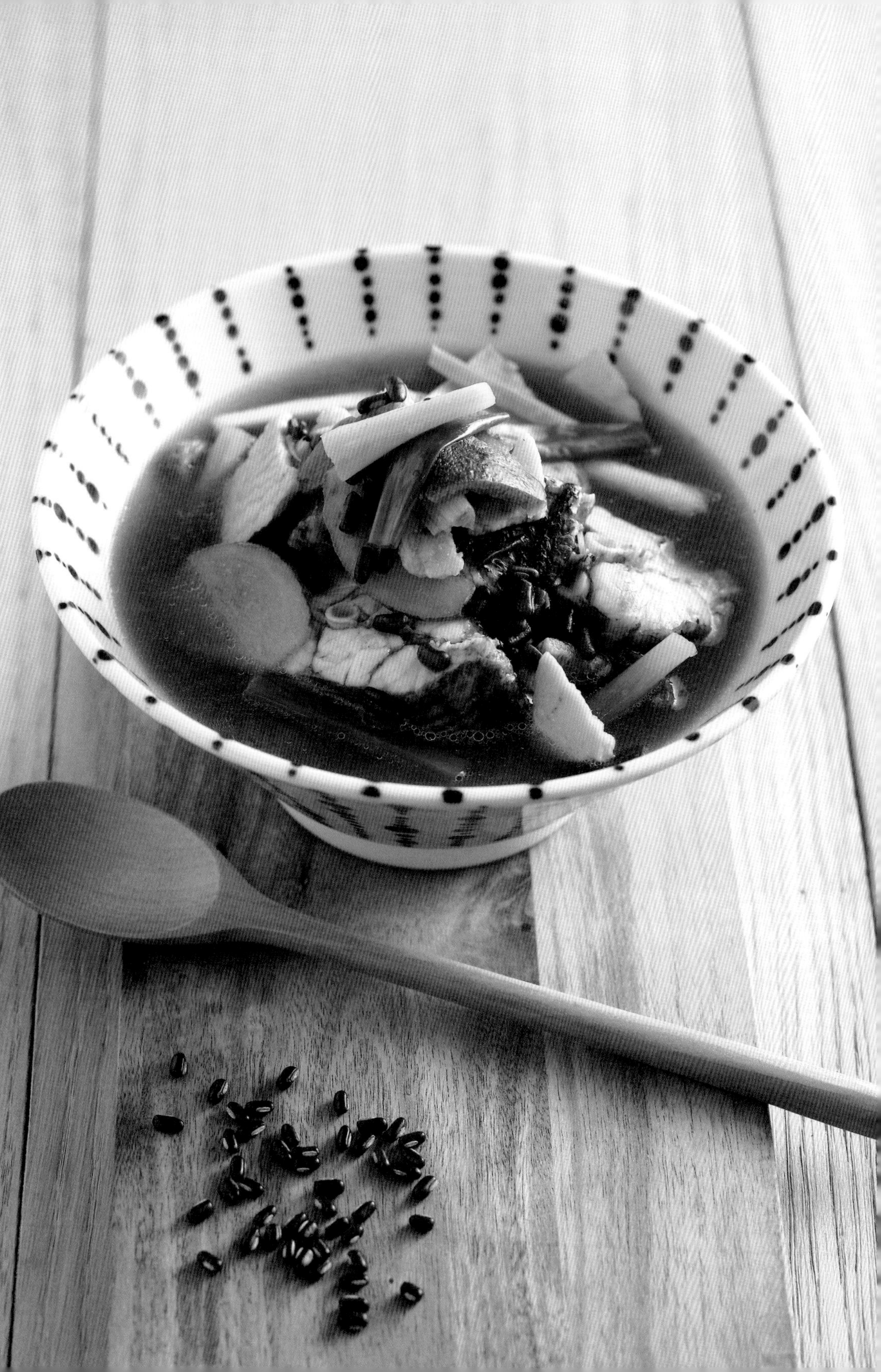

消除水腫

補充優質蛋白

薏仁燕麥米飯

—痰濕—健脾化濕—

功效　加強身體排濕功能，消水腫，降血脂，並降低白米的升糖指數。

宜忌　孕婦慎用。

材料：

- 白米（糙米）……1杯
- 薏苡仁……1杯
- 燕麥……1/3杯

做法：

1. 白米（糙米）、薏苡仁、燕麥洗淨浸泡2小時。
2. 放入電鍋內鍋中，加3杯水，電鍋外鍋放1杯水煮熟即可。

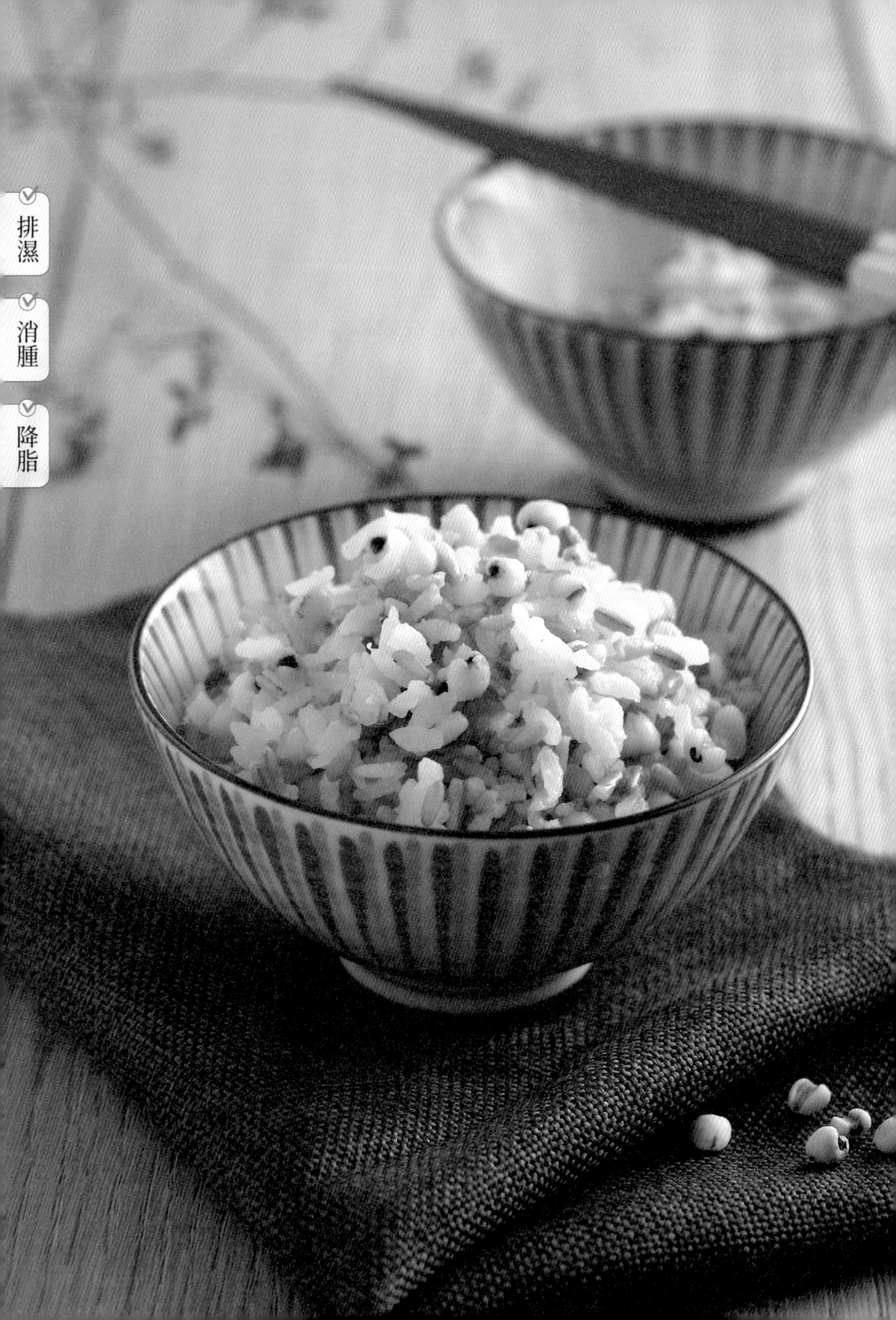
排濕
消腫
降脂

焗烤山藥櫛瓜蔬食

—痰濕—健脾利濕—

功效 健脾利濕，生津止渴，解暑化濕，通大小便。
富含鐵、鉀、鎂、鈣等礦物質，以及β-胡蘿蔔素、維生素B等營養物質。

宜忌 適合全家大小、孕婦及小孩皆可食用。

材料：

- 山藥……100克
- 櫛瓜……半條
- 黃椒、紅椒……各半顆
- 花椰菜……5至6朵
- 蘑菇……6至8朵
- 焗烤乳酪絲……適量

調味料：

- 鹽、黑胡椒……各適量

做法：

1. 將蔬菜材料洗淨後，櫛瓜刨絲後將水擠乾，山藥切塊，黃椒、紅椒切粗絲，花椰菜、蘑菇置入盤中。
2. 加入適量的黑胡椒和鹽，並鋪上一層焗烤乳酪絲。
3. 烤箱預熱至180度，放入烘烤約25分鐘即完成。

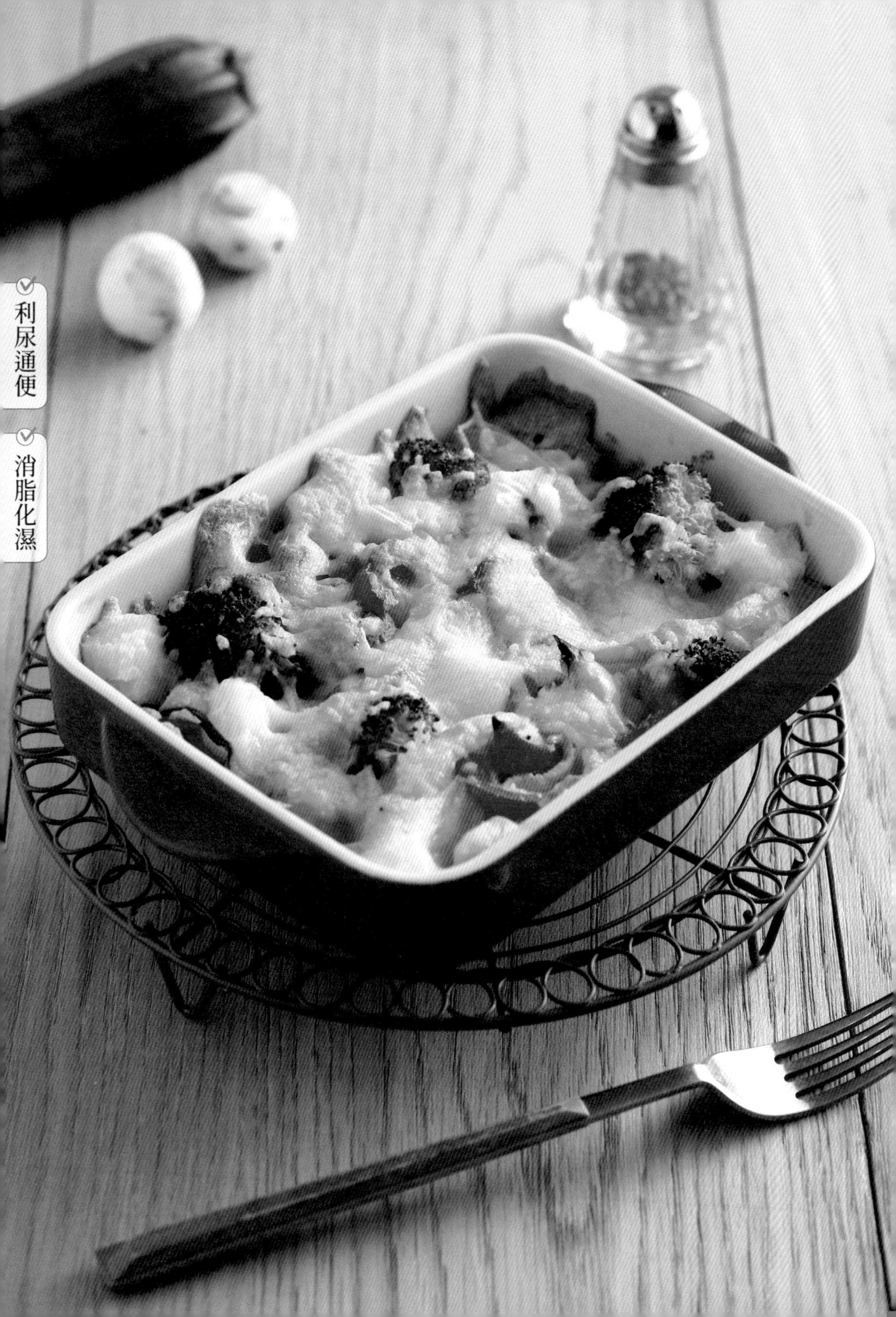

利尿通便

消脂化濕

冬養腎

頭足防寒，溫通循環

《黃帝內經》中提到：「冬不藏精，春必病溫」。中醫認為腎是先天之本，藏精就是要好好保存住腎精，秋收冬藏，冬季是閉藏和收藏的階段，所以冬季是養腎的最佳時機，中醫的腎包含了泌尿系統、生殖系統、內分泌系統，涵蓋範圍相當廣泛，所以想要活得老、活得健康、抗老化，就必須養腎固本。

《黃帝內經・素問・陰陽應象大論》中提到：「年四十，而陰氣自半也，起居衰矣。」人過了四十歲以後，腎氣就衰減了一半，所以四十歲以後，一定要更加注重腎氣的保養，尤其是要把握冬天，遵循養腎的生活原則。

/養/腎/暖/身/精/油/處/方/

材料：

玫瑰天竺葵5滴、黑胡椒1滴、生薑2滴、肉桂1滴

使用方式：

精油滴入熱水泡腳，或是以30毫升基底油稀釋後，塗抹在四肢及腳底。

冬天如何保養腎氣及溫通循環

①腎陰虛會出現虛熱的症狀，如手心、腳心發熱及心胸煩熱，口乾舌燥、腰酸、小便色黃、月經不調等。可多吃海帶、海參、蛤蜊、黑木耳、黑豆、黑米、黑芝麻、海苔、覆盆子、桑葚等益腎的食物。

②腎陽虛會出現寒濕症，如夜尿多、頻尿、畏寒怕冷、四肢冰冷、水腫、月經後期、不孕症、性功能障礙等。冬天過度食用寒涼的食物，身體的陽氣被抑制，代謝功能下降，身體容易水腫或堆積脂肪；可選擇溫補腎陽的食材如肉桂、生薑、大蒜、香椿、大蔥、龍眼肉、羊肉、韭菜、山藥、炒黑豆、栗子、腰果等。

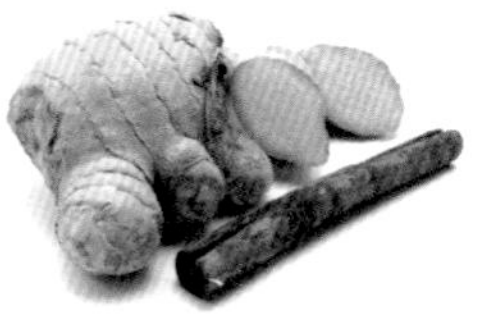

③腎精虧虛多因為勞心耗神，睡眠不足，也就是長期處在高度壓力下，為了在工作上表現出良好的狀態，腎上腺皮質素大量分泌，硬撐久了就產生腎上腺皮質素的疲勞，表現為精神差、沒有衝勁、頭昏、腰酸腿軟、性慾減退、體力差。可多吃牛、羊肉，豬腰子，海鮮類如魚卵、蛤蜊、蝦蟹等。

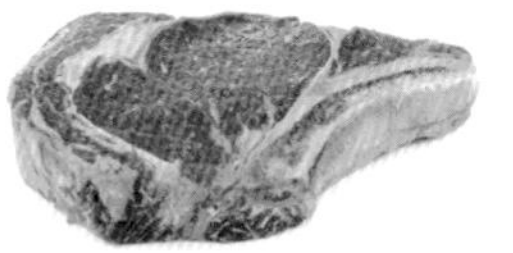

④睡眠就是補陰，冬天晝短夜長，應比春夏時節提早一個小時入眠，睡眠時間也要比春夏多一個小時，才能養足陰液。

⑤冬天低溫寒冷，身體需要陽氣來維持身體的體溫，可以曬太陽、散步、運動發汗、泡腳，並注意保暖頭足。

冬日排濕食帖

養腎暖身茶

—寒濕—暖身排濕—

功效　能補腎暖身，促進血液循環。
可用於四肢冰冷、掉髮、頭髮早白、水腫等症狀。

宜忌　陰虛火氣大，時常口瘡、胃熱、便祕者慎服。

材料：

- 黑豆 ……… 9克
- 生薑 ……… 2片
- 龍眼肉 ……… 6個
- 枸杞子 ……… 9克
- 何首烏 ……… 9克
- 黑棗 ……… 6個

做法：

1. 黑豆泡水1小時。
2. 將所有材料放入茶包，以800至1000毫升的水煮滾後小火煮30分鐘，當茶飲飲用。

飲用方式

有冬寒症狀時一天喝一帖。如未馬上飲用，可放冰箱冷藏，飲用時退冰到常溫。也可以再加熱喝。

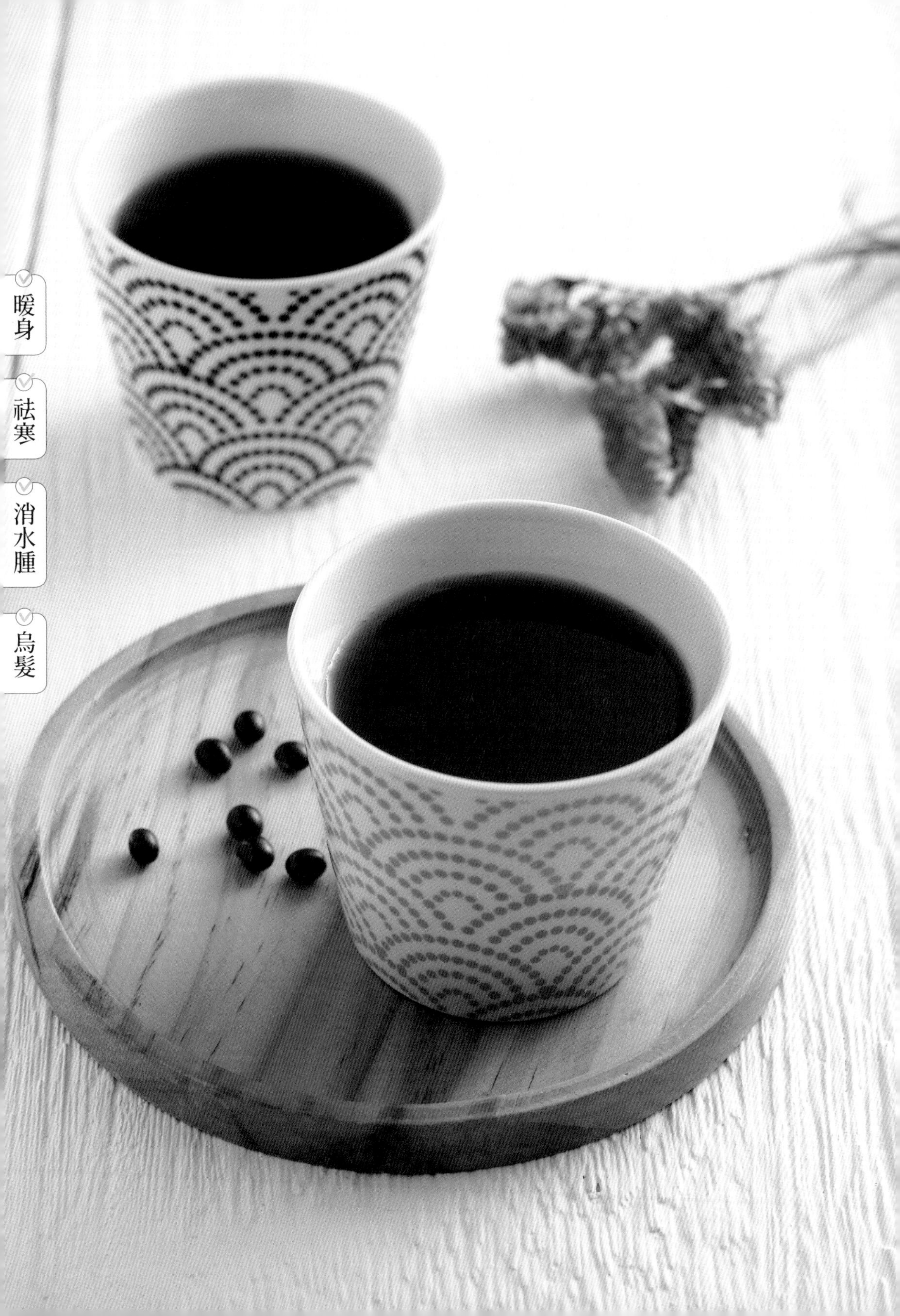

暖身

祛寒

消水腫

烏髮

紫蘇香茶飲

—寒濕—散寒利濕—

功效　發汗散寒、止咳化痰，健胃利尿、止嘔安胎，
用於風寒感冒、咳嗽多痰、懷孕噁心嘔吐等症狀。

宜忌　孕婦小孩可食用。

材料：

- 紫蘇葉（新鮮尤佳）……3克
- 甜菊葉……2至3片
- 生薑……1片

做法：

1. 所有材料以800毫升熱水，煮10分鐘後服用。

飲用方式

甜菊葉是天然的甜味劑，是減糖的幫手。如未馬上飲用，可放冰箱冷藏，飲用時退冰到常溫。也可以再加熱喝。

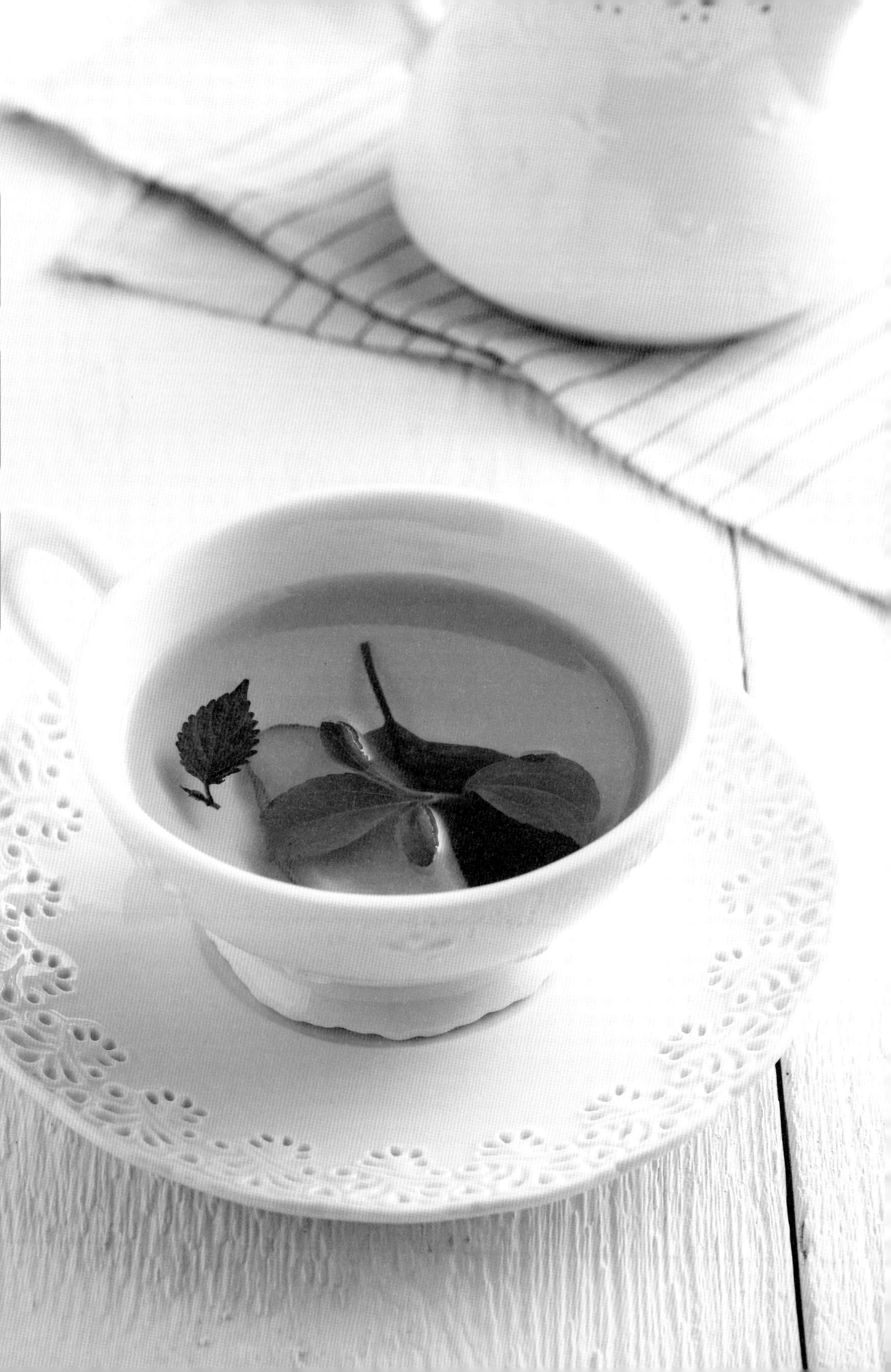

發汗散寒

止咳化痰

止嘔安胎

祛風利濕香茶飲

—風濕—祛風利濕—

功效 能祛風利濕，促進關節循環。
可用於風濕關節炎、關節水腫、下肢冰冷、筋骨痠痛等症狀。

宜忌 孕婦慎服。

材料：

- 芍藥……8克
- 黃耆……8克
- 白朮……6克
- 桂枝……5克
- 知母……3克
- 薑黃……3克
- 檸檬草……2克

做法：

1. 將所有材料放入茶包，以800至1000毫升的水煮滾後小火煮30分鐘，當茶飲飲用。

飲用方式

* 有風濕症狀時一天喝一帖。如未馬上飲用，可放冰箱冷藏，飲用時退冰到常溫。也可以再加熱喝。
* 有風濕水腫症狀時一天喝一帖，連續喝5至7帖。

風濕關節炎

關節水腫

加強筋骨循環

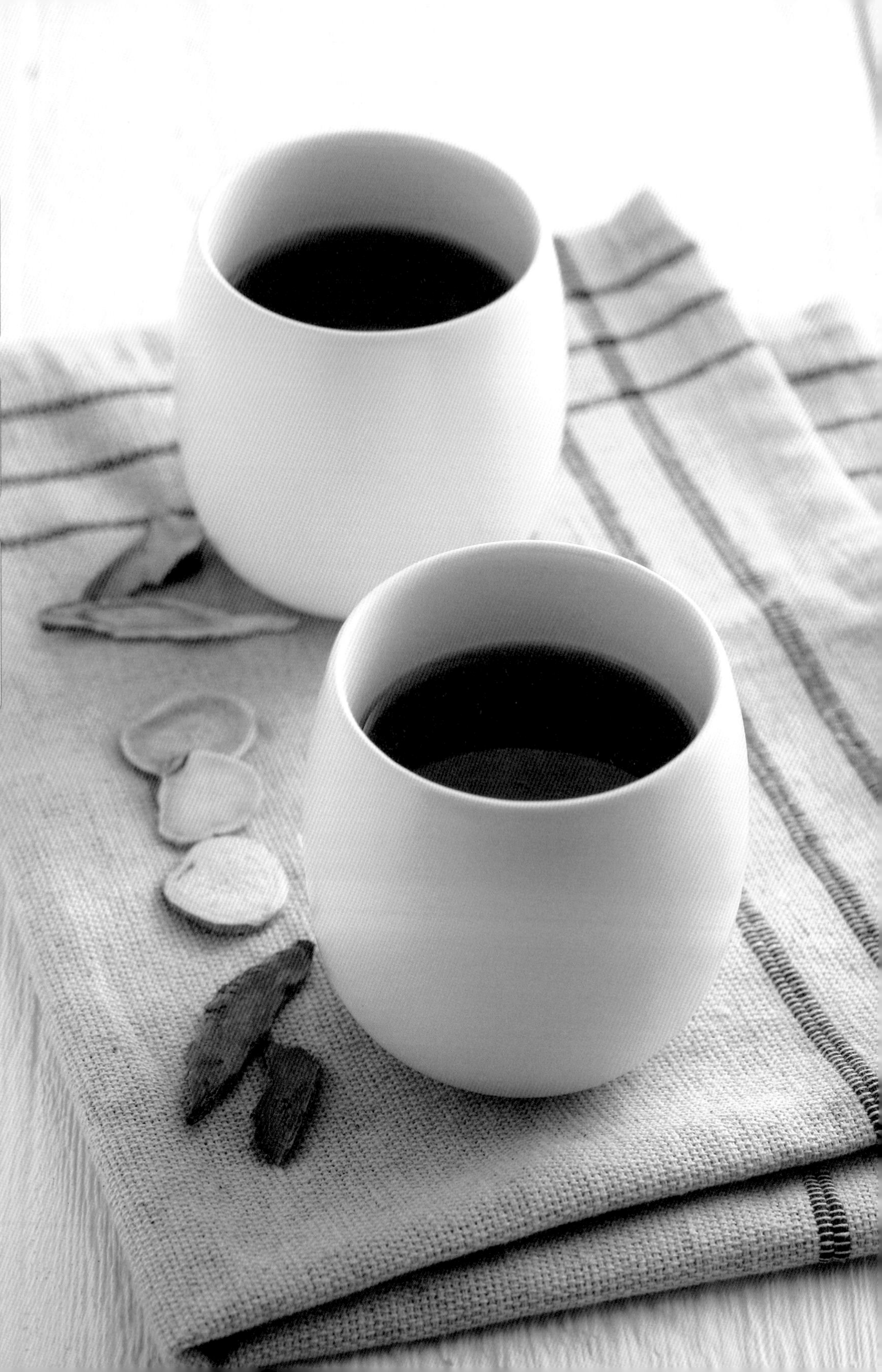

紫蘇白芷飲

—寒濕—通鼻散寒除濕—

功效 能通鼻竅、祛風解表，散寒除濕。
可用於鼻塞、流鼻涕、打噴嚏、前額頭痛等病症。

宜忌 孕婦小孩可食用。

材料：

- 紫蘇葉……4克
- 白芷……3克
- 桂枝……3克
- 辛夷……3克

做法：

1. 將所有材料放入茶包，以800至1000毫升的水煮滾後小火煮20分鐘，當茶飲飲用。

飲用方式

有鼻過敏症狀時，可一天一帖，連續服5至7天。

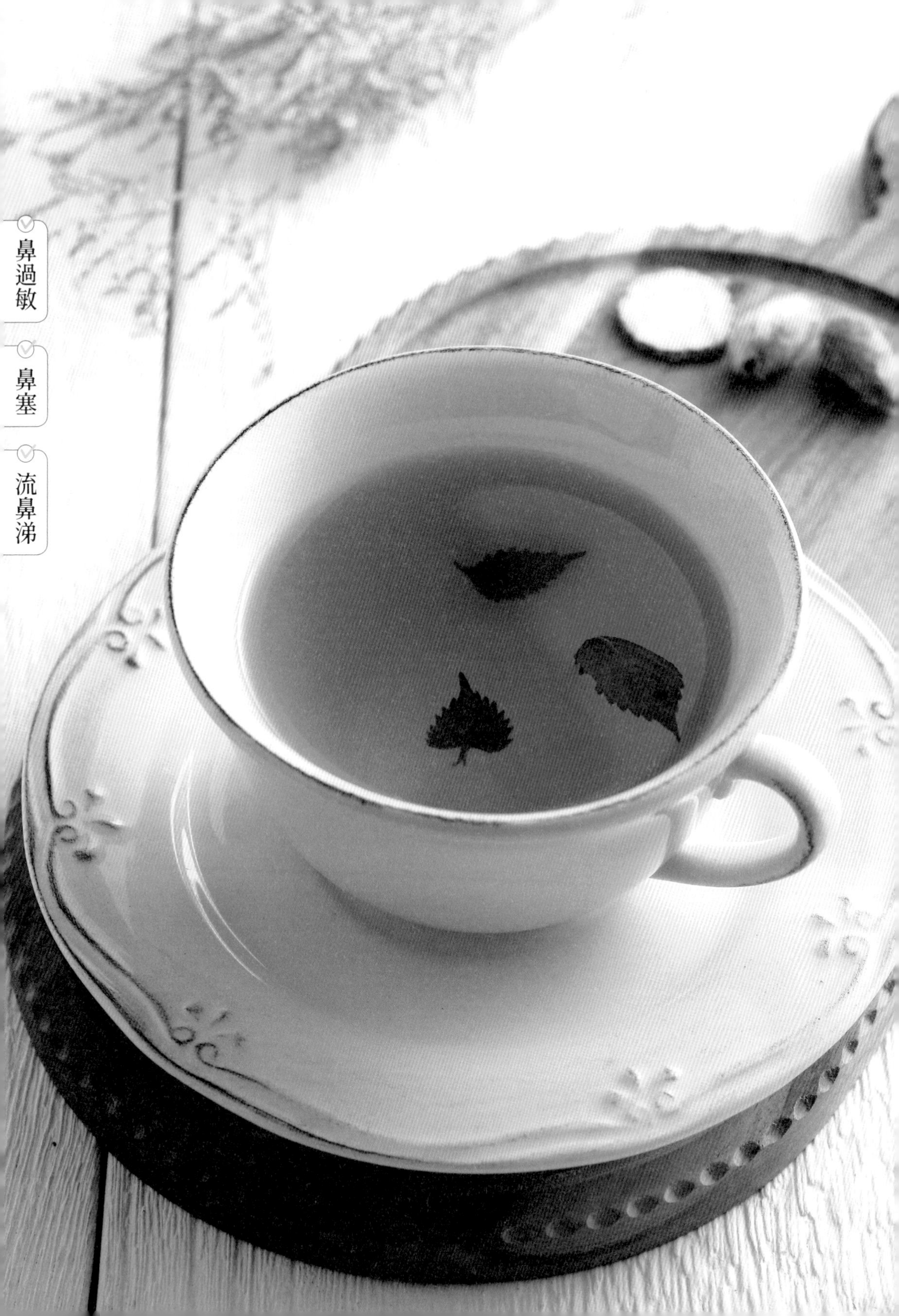

鼻過敏

鼻塞

流鼻涕

益母草澤蘭黑糖薑飲

—寒濕—溫經止痛—

功效　能溫經止痛、消水腫，可用於痛經，經期水腫、頭痛，腹痛嘔吐等症狀。

宜忌　懷孕婦女慎用。

材料：

- 益母草……3克
- 澤蘭……3克
- 茴香……1克
- 生薑……1至2片
- 黑糖……6克

做法：

1. 益母草、澤蘭、茴香放入茶包。
2. 將茶包和生薑以800至1000毫升熱水煮20分鐘，並調入黑糖攪拌均勻後服用。

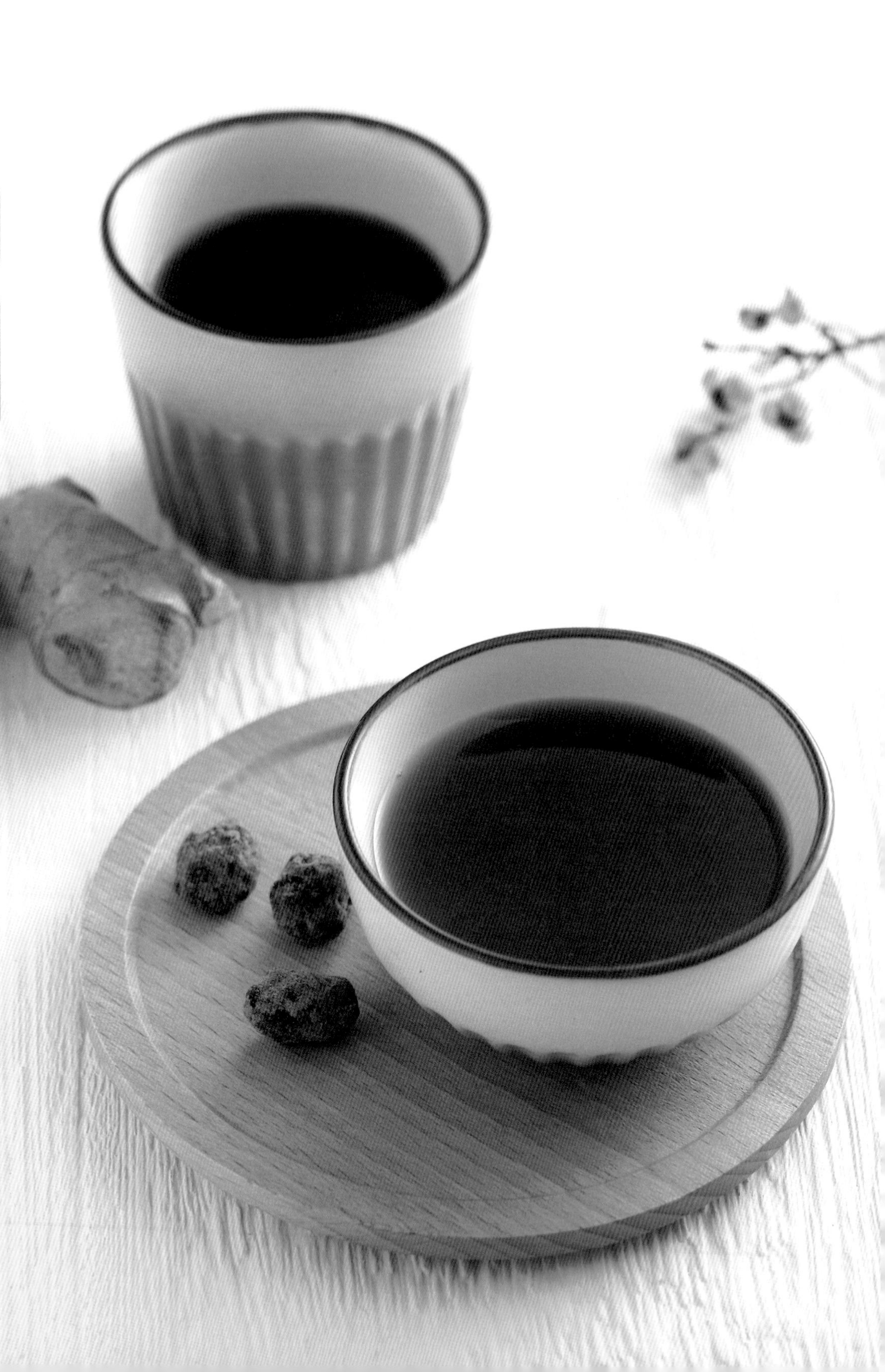

四桂茶

—寒濕—溫暖四肢—

功效 能溫通循環，溫中散寒，利水化痰。
可用於四肢冰冷，畏寒怕冷，血液循環差，水腫等症狀。

宜忌 體質燥熱、口乾舌燥者慎用。

材料：

- 桂圓……6顆
- 桂枝……3克
- 肉桂……0.5克
- 桂花……1克
- 紅棗……3顆

做法：

1. 將所有材料放入茶包，以800至1000毫升的水煮滾後小火煮20分鐘，當茶飲飲用。

飲用方式

如未馬上飲用，可放冰箱冷藏，飲用時退冰到常溫。
也可以再加熱喝。

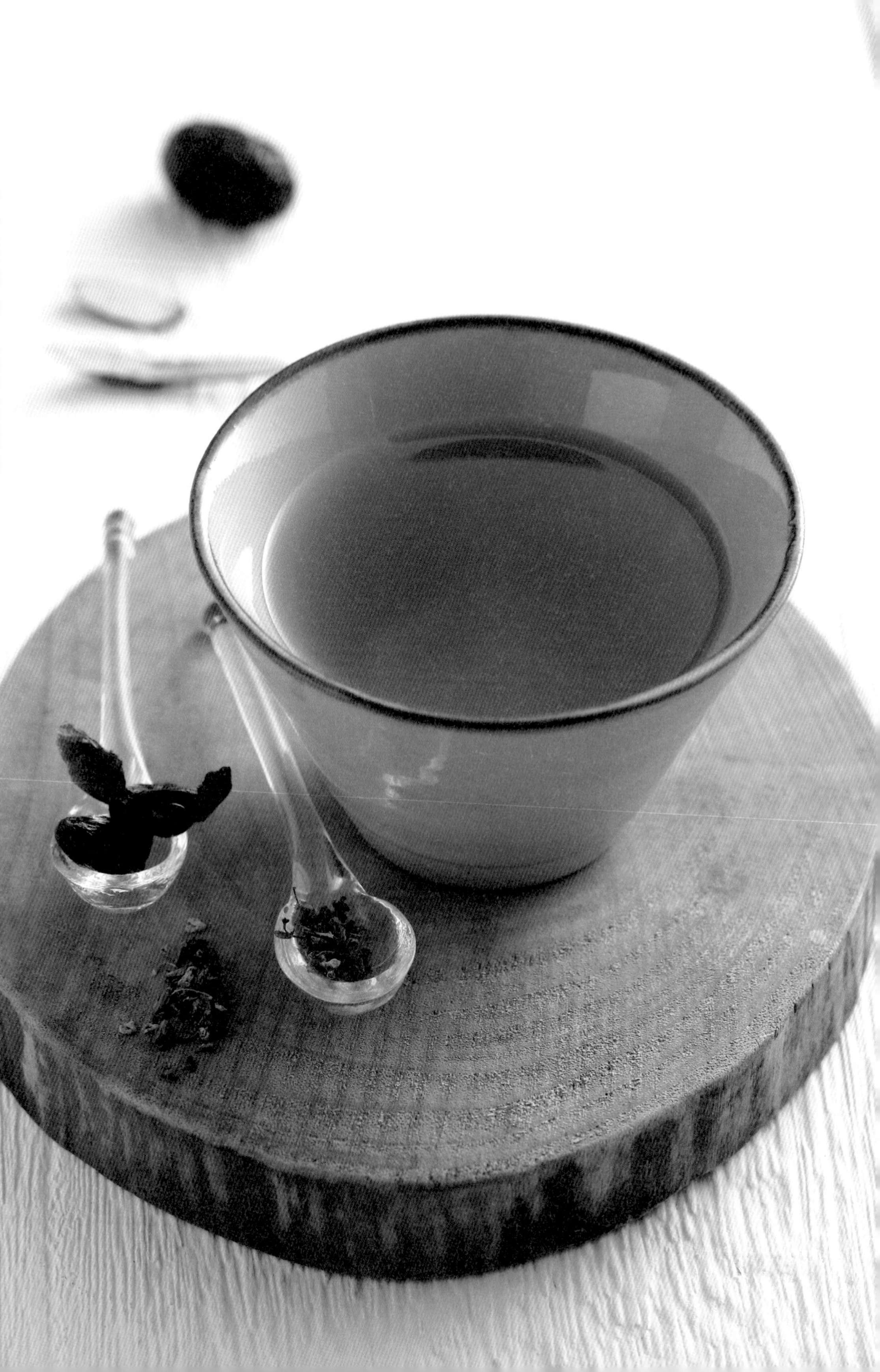

四肢冰冷

利水消腫

茴香山藥大棗燉豬腰

——寒濕——補腎固腰——

功效　能溫陽散寒、補腎氣，用於產後調養、腎虛腰痛、下肢水腫、頻尿、腹瀉、腹部冷痛等。

宜忌　適合全家大小、孕婦及小孩皆可食用。

材料：

- 豬腰……1副
- 茴香……4克
- 山藥……20克
- 黑棗……6到8顆

做法：

1. 將豬腰洗淨，剝去薄膜，對半剖開，接著將內臟腺體、微血管剃除乾淨，泡水或泡米酒，去除腥臭味。
2. 豬腰用刀尖傾斜劃上紋路，再轉90度，垂直切出菱格紋，將豬腰斜切成片，汆燙去腥， 再過一次清水沖淨。
3. 黑棗泡軟和山藥、茴香，加水淹過，一起滾煮20分鐘。
4. 放入汆燙好的豬腰，加入少許米酒（可省略）、麻油、鹽調味即成。

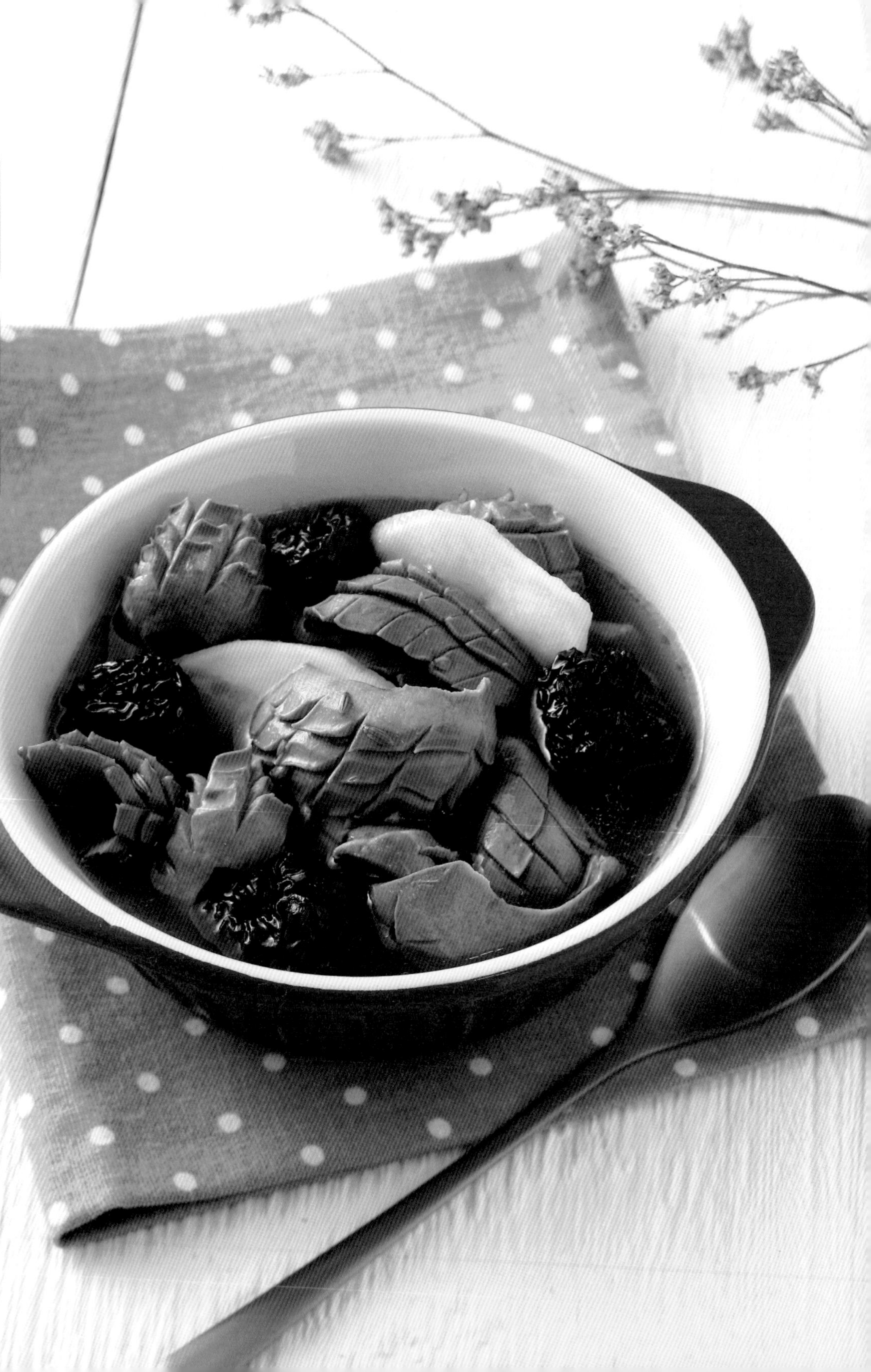

紅豆棗飯

—水濕—補血利濕—

功效 補血、消腳氣水腫、增加飽足感。

宜忌 適合全家大小、孕婦及小孩皆可食用。

材料：

- 紅豆……1杯
- 白米……2杯
- 紅棗（去籽）……6至8顆
- 鹽……1/2小匙

做法：

1. 紅豆洗淨後浸泡1至2小時，浸泡過的水倒掉，將紅豆倒入鍋子，再加入水煮沸之後關火，蓋鍋燜燒50分鐘。
2. 將紅豆跟紅豆水分開冷卻。
3. 將白米洗淨後放入電鍋內鍋中，倒入3.5杯的紅豆水，再鋪上紅豆及紅棗（切碎），加少許鹽。
4. 外鍋放2杯水，以電鍋煮熟即可。

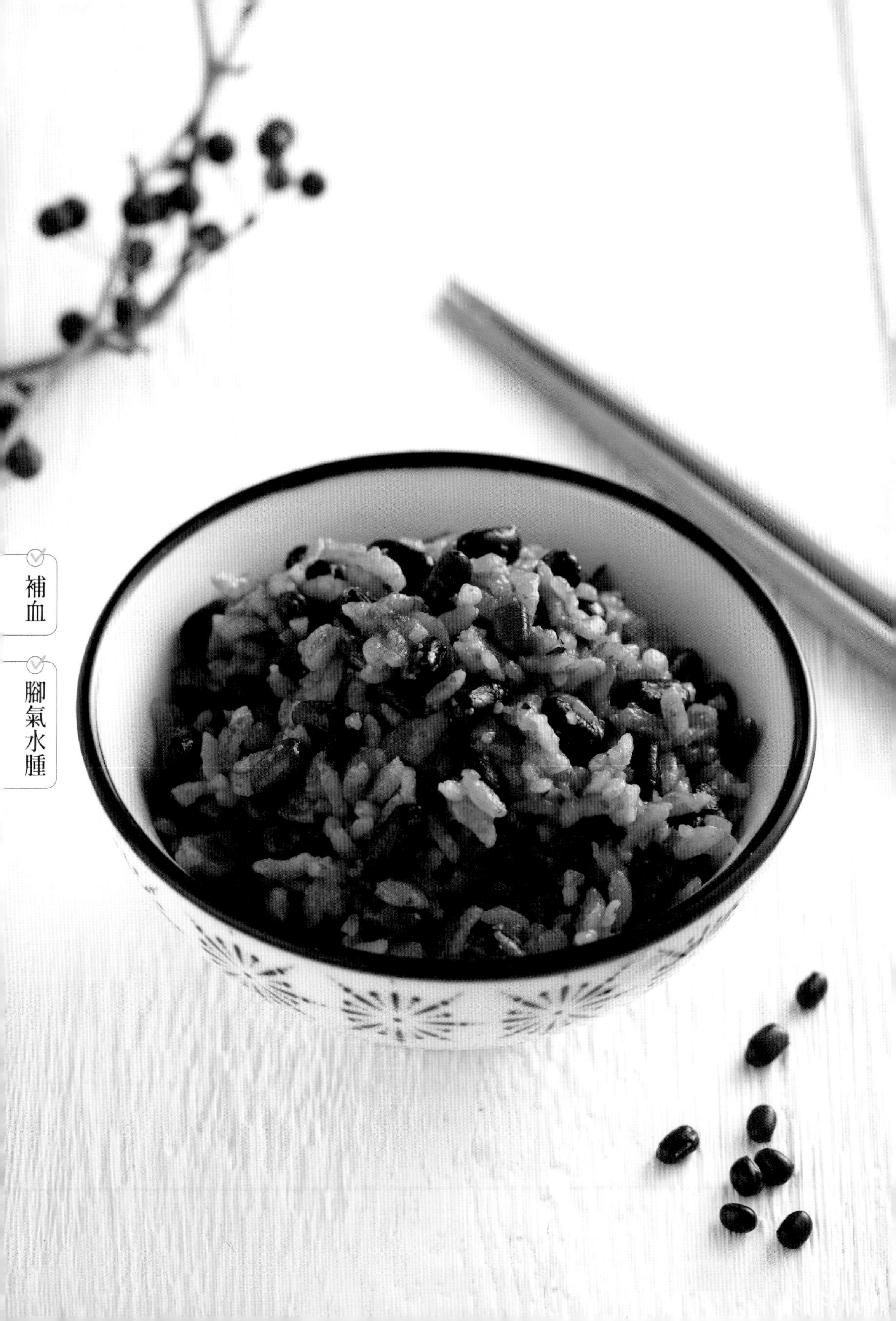

補血

腳氣水腫

茯苓麵包

—痰濕—健脾化濕—

功效 是健脾滲濕，低升糖指數的麵包。

宜忌 適合全家大小、孕婦及小孩皆可食用。

材料：

- 茯苓……50克
- 全麥麵粉……250克
- 高筋麵粉……250克
- 砂糖（可用赤藻糖醇取代）……20克
- 水……420毫升
- 酵母粉……8克
- 鹽……1小撮
- 橄欖油……15克

做法：

1. 茯苓磨成粉，加入全麥麵粉、高筋麵粉、糖混合均勻，加入水，拌至沒有粉狀，包上保鮮膜，放入冰箱，靜置1至2小時。
2. 取出冷藏的麵糰，分次加入酵母、鹽、橄欖油攪拌至完全吸收。
3. 麵糰用保鮮膜封住，放置在室溫25至28℃，發酵1至2個小時，讓麵糰呈兩倍大。
4. 麵糰取出，排氣滾圓，休息15至20分鐘。
5. 模型撒粉，放入麵糰，最後發酵1小時，至麵糰呈兩倍大。
6. 烤箱先預熱至210度，烤大約25至30分鐘，烤到表面金黃即完成。

健脾

開胃

低升糖

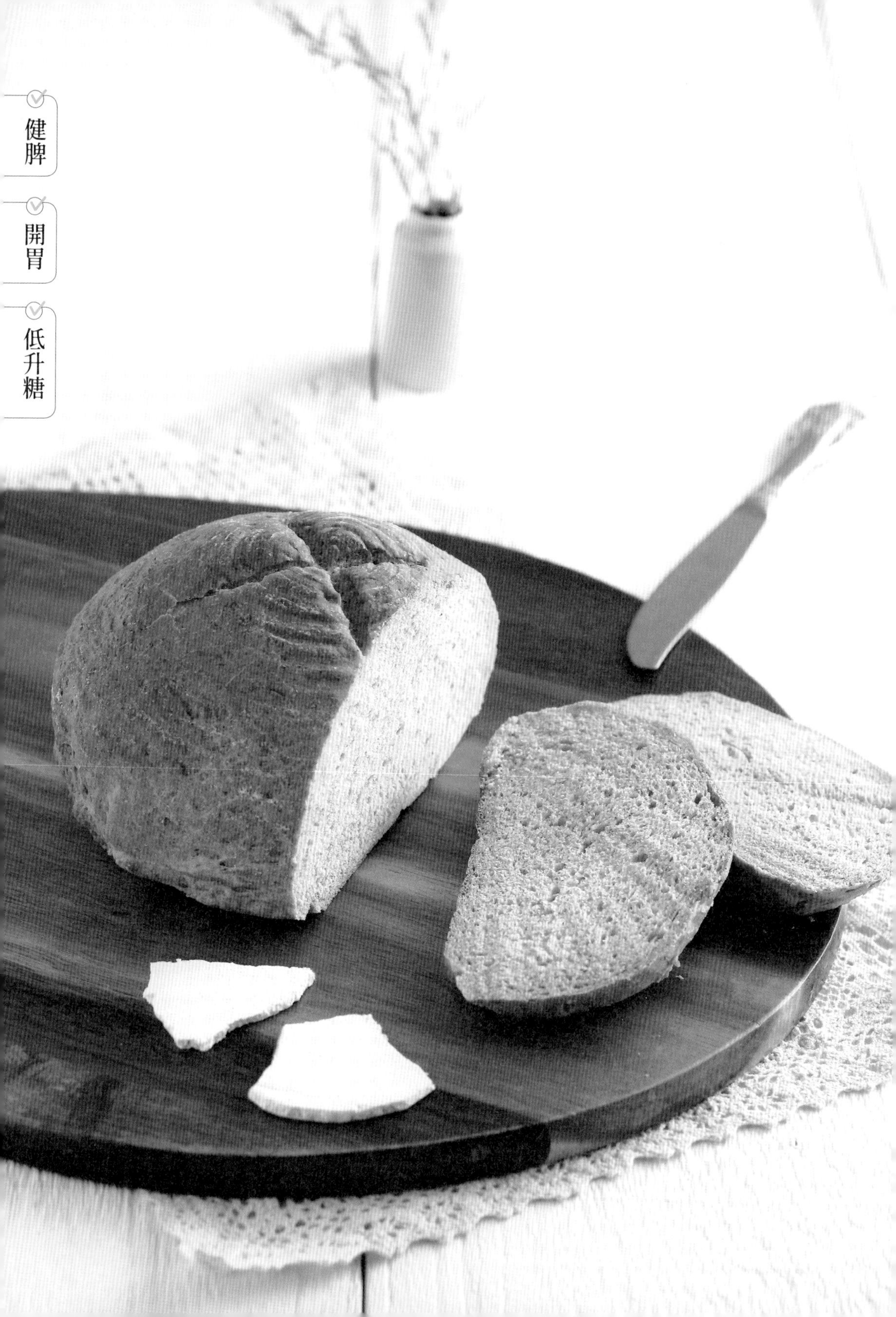

黑豆紫米飯

—寒濕—補腎消腫—

功效　補腎、消水腫、富含維生素E、維生素B、花青素、大量植物性蛋白質等營養成分，能抗氧化，補充能量。

宜忌　適合全家大小、孕婦及小孩皆可食用。

材料：

- 紫米 3杯
- 黑豆 1杯

做法：

1. 紫米及黑豆洗淨後，浸泡2至3小時，將水倒掉。
2. 放入電鍋內鍋中，加入5杯水，外鍋放2杯水，以電鍋煮熟。

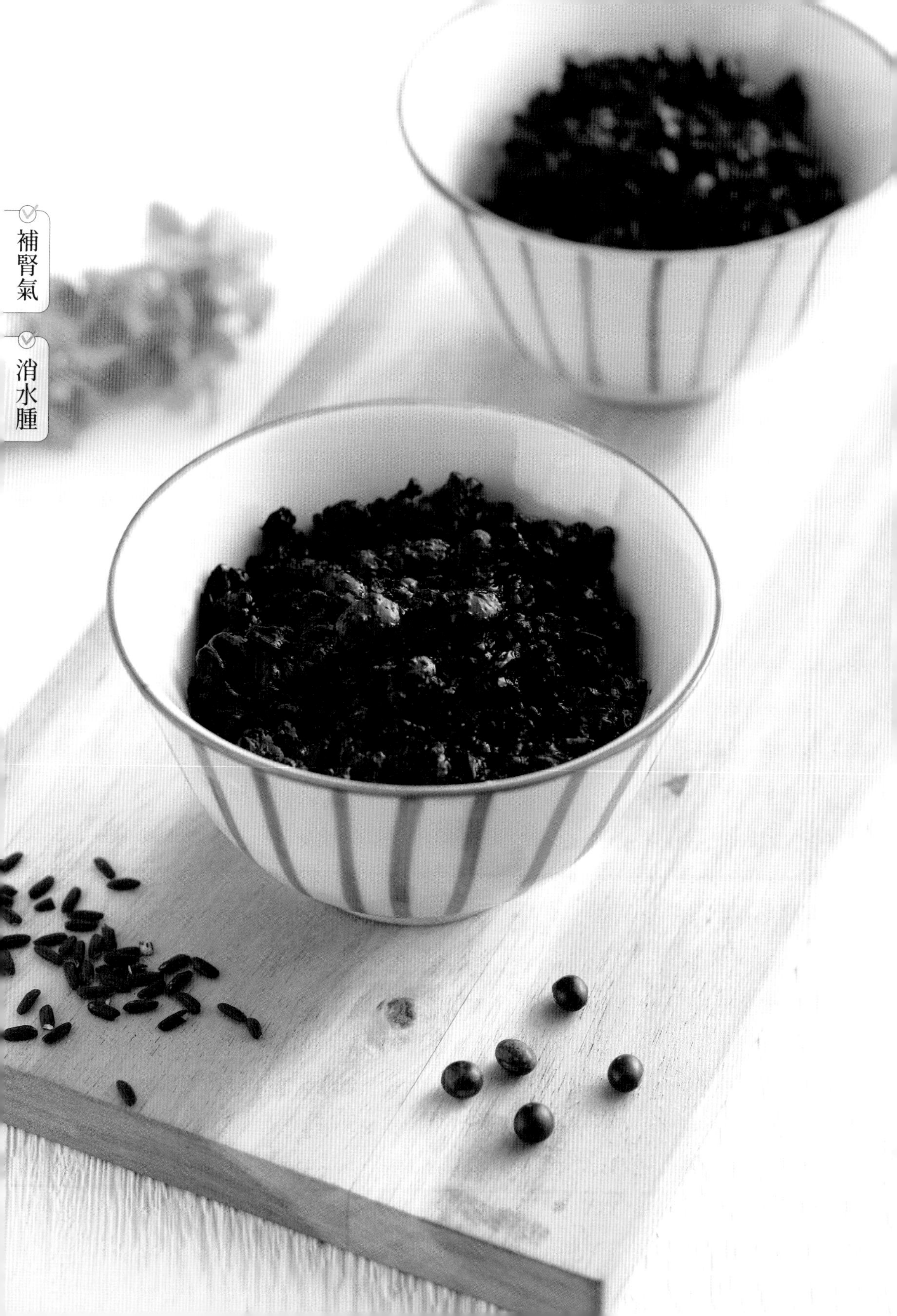

補腎氣

消水腫

[2-6]

褚醫師的祛濕診療室

CASE 1 — 痰濕不孕、多囊性卵巢症

一位三十歲的女性患者W小姐，從上了大學就開始發胖，體重從六十幾公斤胖到八十幾公斤，發胖後就開始月經不規則，常常好幾個月才來一次月經，來的經量都不多，經色暗紅有一些血塊；經前症候群非常嚴重，包括頭痛、乳房脹痛、下腹悶痛、白帶多、脾氣煩躁易怒、時常飢餓並想吃重口味的食物。

W小姐的職業是護士，平常是上小夜班，屬於中廣泡芙體型，腹部脂肪很厚，上腹突出，脂肪肥軟，眼皮浮腫，手臂脂肪多，容易出汗，平常陰道分泌物多，月經來之前時常陰道搔癢，分泌物變成黃綠色，外陰的異味重，大便黏不成形，有時便祕有時腹瀉，舌頭胖大、舌邊緣有齒痕，舌苔厚白。

飲料代替水喝會愈喝愈渴，愈喝愈餓

W小姐從小就不喜歡喝水，她說開水平淡無味，喝了會想吐。她以為飲料去冰去糖就沒有健康危害了，也誤以為綠茶可以減肥，所以整天以茶代水。事實上，綠茶屬於寒濕性質，對於痰濕重、代謝低下的體質，反而會增加濕氣的滯留。

飲料的市場競爭大，為了做出香氣四溢，口感好的飲品，必須加入許多人工添加香料以及果糖，就算是半糖，也等同六顆方糖的量，微糖也等同三顆方糖的量，所以長期喝飲料會造成血糖升高、胰島素阻抗，就會愈喝愈渴，愈喝愈餓。

身體許多的功能都需要水分的參與，唯有喝水才能直接提供身體的需要，也很容易就能被代謝出去。人體有七〇％是水組成的，水分關係到代謝功能，將體內的廢物排出，因此水分無法用飲料取代。

隱藏版不孕症，多年來未警覺

W小姐結婚已超過兩年都未曾懷孕，家人們迫切希望他們能夠盡快懷孕，夫妻倆從大學時代就開始交往，交往這多年中，因為W小姐的月經不規則，所以也沒有刻意避孕，但卻從未懷孕過。

正常的夫妻生活，沒有刻意避孕的狀況下，只要超過一至兩年都未曾受孕，就要注意是否為不孕症，問題也有可能出在先生的精蟲品質上，所以雙方都要做進一步的檢查。

夫唱婦隨，相約吃宵夜

夫妻兩人都很晚才下班，所以常常深夜一起去吃宵夜，再喝個啤酒、飲料來放鬆心情，所以兩人的體重都是持續上升。每天都很晚睡，早上起床為求快速方便，多半是吃麵包配一杯牛奶當早餐。雖然夫妻兩人來自不同血緣，有不同的先天體質，但在共同的飲食習慣下，兩人都因高糖以及高油飲食，以及不正常的進食以及作息時間，導致體內痰濕積聚，形成肥胖症，兩人也都已經膽固醇過高，痰濕堆積在女性婦科系統，會影響卵巢功能，日久就會形成多囊性卵巢，干擾排卵功能。

男性精蟲品質不佳，也可能由痰濕引起

三十二歲的先生，經過精液檢查後，發現精蟲的異常型態比例較高，以及精液液化的時間過長。正常型態的精子必須超過四％，異常型態的精子沒有授精能力；正常射出的精液呈現半凝膠狀，精液液化需要二十至三十分鐘，超過三十分鐘仍凝固成稠厚的膠狀體，則是精液液化異常，會影響精蟲的游動。

加工的精緻飲食、食物的高溫烹調、人工添加的香料、菸酒以及環境毒素等因素，都會造成精蟲的型態異常；而精液液化跟體內的正常津液的生成跟代謝有關，如果飲食失調造成津液不能正常代謝，就會造成精液異常的黏稠。

夫妻一起減脂二十五公斤

夫妻雖然各自體質不同，但共同的問題都出在飲食習慣跟進食時間上，造成痰濕型肥胖，因為上小夜班，所以他們通常也起床得晚，所以我建議他們執行中醫斷食168【方案一】（見六十三頁）。他們睡到接近中午才起床，中午吃一天的第一餐，晚餐後就開始斷食，下班後不再相約吃宵夜，而是放鬆身心準備睡覺。執行一段時間後，兩人的體重開始下降，尤其是腹部脂肪明顯減少，睡前沒有吃宵夜之後，睡眠品質明顯改善了，夜尿的情形也減少了許多。

中醫治療

W小姐的中醫治療採取利濕化痰，活血化瘀，補腎養陰的治法，主方以二陳湯、濟生腎氣丸、桂枝茯苓丸等處方隨證加減調整；先生的中醫治療採取清熱化濕，補腎養陰的治法，主方以一貫煎、五子衍宗丸、溫膽湯等處方隨證加減調整。

在中醫治療以及實施168斷食，同時改變飲食習慣的過程中，W小姐的月經週期漸漸恢復了規律，陰道也不會常常發炎了，第一個月就瘦了三公斤，半年後就瘦了十公斤，先生在半年後大約瘦了十五公斤，兩人互相督促對方，一起努力減重了二十五公斤，更好的消息是太太成功懷孕了！

CASE 2　三高、肥胖、汗皰疹

一位三十八歲男性患者S先生，說他看了很多醫師，都沒人可以解釋他的奇怪症狀。他的手只要碰水大概幾秒鐘，就會像手泡在水裡很久一樣，表皮起皺褶，嚴重時會起水泡，局部會癢，水泡破了之後皮膚會脫皮；褲頭、腹股溝、腋下部位的皮膚會長濕疹。

觀察S先生體型肥胖，面部浮腫，眼袋浮腫，腹部凸出，體重在五年之間，從七十八公斤上升至九十公斤。他長期待在冷氣房中工作，流汗量不大，時常口渴，怎麼喝水都不止渴，喜歡喝冰水，一天喝水量超過四千毫升，手搖飲大約喝一至兩杯。

S先生每天的作息都到凌晨兩到三點才入睡，早上大約九到十點起床，早餐通常吃吐司麵包，午餐吃便當，工作忙碌時晚餐會先吃點心，到了睡前再吃宵夜配啤酒。一天大便一到兩次，有時便祕有時腹瀉，頻尿，舌苔白厚膩。

S先生沒有運動習慣，只要熱或稍微一動就滿頭大汗，氣喘吁吁，尤其是天氣熱的時候，一曬太陽就中暑，心跳加速，身熱口渴，全身不舒服，所以長期待在冷氣房中。

體內水濕滿溢，細胞如同泡在水裡

S先生提到他的手只要碰水大概幾秒鐘，就會像手泡在水裡很久一樣，表皮起皺褶，嚴重時會起水泡。由於S先生長期待在冷氣房中工作，流汗量不大，攝入的液體量已超過代謝的負荷；加上長期熬夜，飲食濕熱，更加重了口乾舌燥，感覺喝冰水才痛快，但冰水造成寒濕，熬夜產生肝火，兩者結合在一起，化熱成痰飲，在全身各處堆積。

體內痰飲水濕太多，滿溢到全身細胞中，S先生不只手部的症狀，濕疹、面部浮腫、眼袋大、腹部脹滿、多汗等症狀，都是體內痰濕堆積的症狀。

胰島素阻抗，喝水都不會止渴

S先生時常口渴，總覺得喝冰涼的飲料比較能止渴，長期下來造成胰島素阻抗，血糖以及糖化血色素都超過平均值，而口乾舌燥是高血糖最常出現的症狀。

那為何濕氣重，嘴巴卻又那麼乾呢？想像「痰飲水濕」就像無法被身體利用的「髒水」，而正常潤滑黏膜的「津液」就像日常用的「乾淨水」，一旦豪雨成災，下水道無法排洩這些水量，髒水（痰飲水濕）就會倒灌進入家裡，滿溢到各處（身體組織），水管（各種腺體）中反而沒有乾淨水（津液）可以使用，所以組織細胞反而缺水了。

家裡淹水怎麼處理？抽水機、人工掃水、除濕機齊發

平常下水道狹窄或阻塞（痰濕阻塞經絡），一旦下了暴雨（喝大量冰飲），家裡（身體各處）

水倒灌進來，家具（器官組織細胞）都泡在水裡，生活中一切的機能都會受到影響。

如果水量很多，我們就要出動抽水機（利尿劑），直接把水抽出去；水量中等的就慢慢地將水掃出去（排泄系統），最後用除濕機（運動出汗）將空氣中的濕氣去除。

打開體內「水道」，才能遠離三高肥胖

不論是哪一種除水方法，都需要有夠力的「抽水機」以及通暢的「水道」，需要心、肺、脾、腎、膀胱、三焦一起協同，將水分及痰濕代謝出去。

S先生的生活習慣恰巧反方向地閉阻了這些代謝通道，比如心肺必須靠運動加強，S先生沒有運動習慣，整天待在冷氣房中勞心工作；脾胃要能正常運作，就必須減少脾胃負擔，然而S先生的飲食偏向甜膩以及重口味食物，熬夜吃宵夜還喝酒；而腎、膀胱主要處理體內水分及代謝廢物，S先生飲水及飲料過量，加上其他食物大量代謝廢物，加重腎及膀胱的負擔。

綜合S先生的生活習慣，如果在青壯年的時候就走向三高及肥胖，將來中老年時可能會衍生出更多的疾病，如中風、阿茲海默症、癌症等，所以一定要調整生活型態。

增加一天三十分鐘的運動，減到七十五公斤

S先生每天凌晨兩到三點才入睡，早上大約九到十點起床，所以我建議他執行中醫斷食168

【方案二】，每天吃午晚兩餐，選擇原型食物，增加蛋白質、蔬菜，降低澱粉比例，這樣也可以增加飽足感。

控制喝水量在二千五百至三千毫升內，少量多次的喝，晚餐在七點前吃完，並戒掉宵夜及啤酒。

一天做三十分鐘以上的有氧運動，運動要做超過三十分鐘左右才能訓練到心肺功能，如果擔心夏季中暑，可以在室內做慢跑或是腳踏車運動，運動時最大的心跳率不要超過一百六十下，以免造成心臟過多的負擔，如果運動時覺得胸悶、胸痛，就馬上停下來休息。

中醫治療祛濕減脂

中醫治療水濕氾濫，有健脾利濕、淡滲化濕等治法，主方用五苓散、溫膽湯、胃苓湯、豬苓湯等處方隨證加減調整加減方，S先生體內痰、濕、血、瘀，形成三高、肥胖、皮膚炎等病症。中藥酌加以活血化瘀、清熱解毒等中藥，如血府逐瘀湯、丹參、山楂、赤芍、虎杖、黃柏、茵陳蒿等，隨症證調整中藥處方。

經過中藥治療，改變飲食習慣，以及增加一天三十分鐘以上的運動，S先生的體重降到七十五公斤，血糖及血脂都在正常範圍內，最大的改變是不再一直口渴跟飢餓，體力跟精神都比以前好很多，樣貌也年輕許多，並開始喜歡戶外活動，不會一曬太陽就中暑了。

第三篇

排濕的
經絡按摩和
美體操

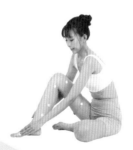

手臂的重要排濕穴位

手太陰肺經

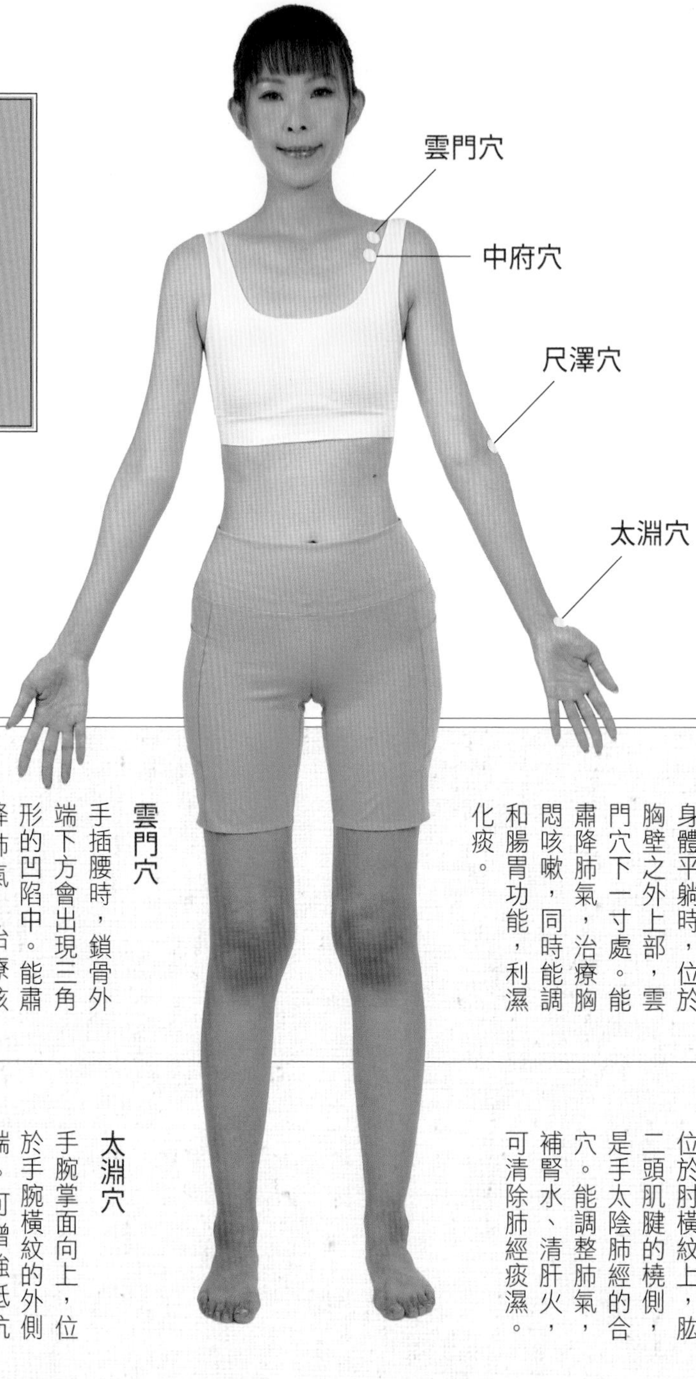

中府穴

身體平躺時，位於胸壁之外上部，雲門穴下一寸處。能肅降肺氣，治療胸悶咳嗽，同時能調和腸胃功能，利濕化痰。

雲門穴

手插腰時，鎖骨外端下方會出現三角形的凹陷中。能肅降肺氣，治療咳嗽、氣喘、胸悶、肩背疼痛。

尺澤穴

位於肘橫紋上，肱二頭肌腱的橈側，是手太陰肺經的合穴。能調整肺氣，補腎水、清肝火，可清除肺經痰濕。

太淵穴

手腕掌面向上，位於手腕橫紋的外側端。可增強抵抗力，提升肺氣，強化身體循環。

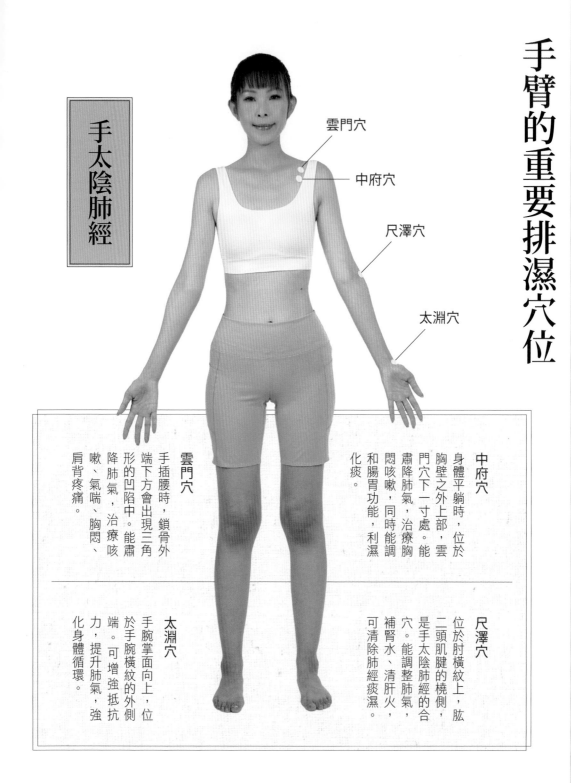

排濕刮痧按摩

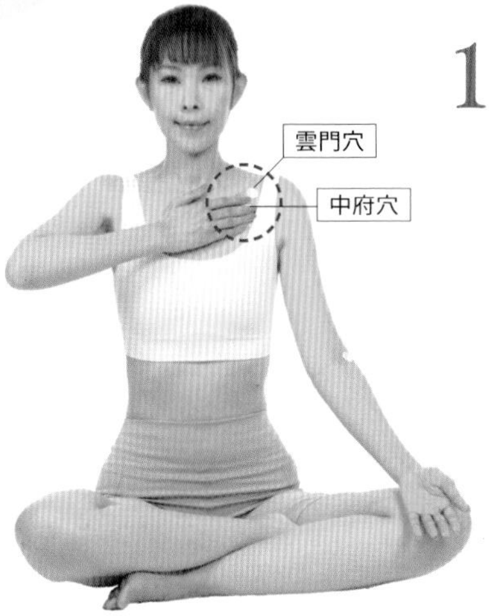

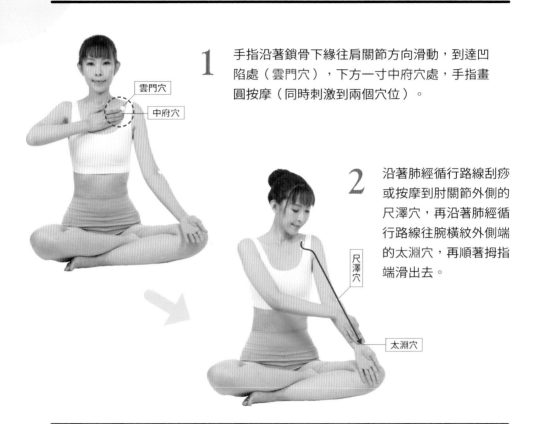

1 手指沿著鎖骨下緣往肩關節方向滑動，到達凹陷處（雲門穴），下方一寸中府穴處，手指畫圓按摩（同時刺激到兩個穴位）。

2 沿著肺經循行路線刮痧或按摩到肘關節外側的尺澤穴，再沿著肺經循行路線往腕橫紋外側端的太淵穴，再順著拇指端滑出去。

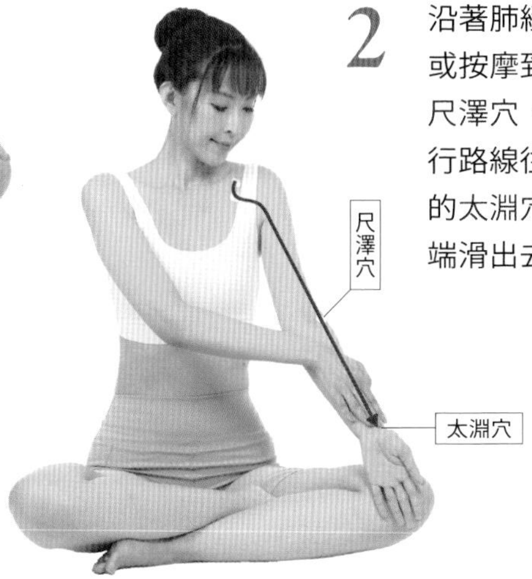

/排/濕/精/油/配/方/

材料：

絲柏2滴、迷迭香1滴、尤加利1滴、柑橘2滴、雪松2滴、苦橙葉1滴、粉紅胡椒1滴、基底油（椰子油、杏仁油、荷荷巴油等）20毫升

使用方式：

在排濕刮痧按摩之前，先抹上排濕精油配方，順著要刮痧按摩的經絡，加強氣血循環及排濕功能。

手厥陰心包經

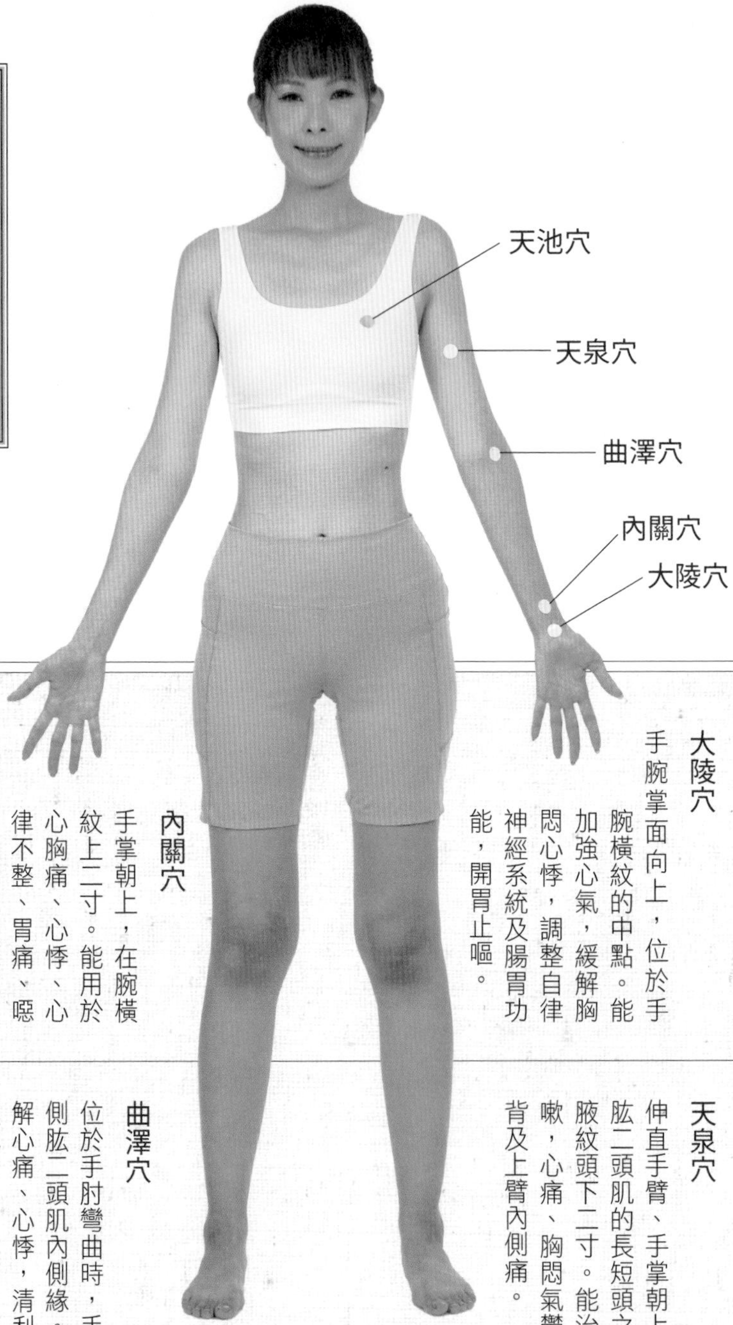

大陵穴

手腕掌面向上，位於手腕橫紋的中點。能加強心氣，緩解胸悶心悸，調整自律神經系統及腸胃功能，開胃止嘔。

天泉穴

伸直手臂、手掌朝上，在肱二頭肌的長短頭之間，腋紋頭下二寸。能治療咳嗽，心痛、胸悶氣鬱、胸背及上臂內側痛。

內關穴

手掌朝上，在腕橫紋上二寸。能用於心胸痛、心悸、心律不整、胃痛、噁心嘔吐、恐慌症等症狀。

曲澤穴

位於手肘彎曲時，手肘內側肱二頭肌內側緣。能緩解心痛、心悸，清利暑熱濕氣。

天池穴

在乳頭外一寸，第四肋間隙中。治療胸悶、胸痛、心煩、咳嗽、氣喘，加強乳房及腋下淋巴循環。

排濕刮痧按摩

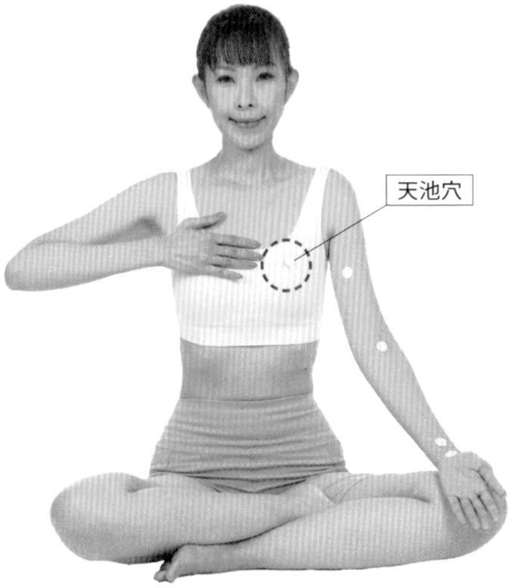

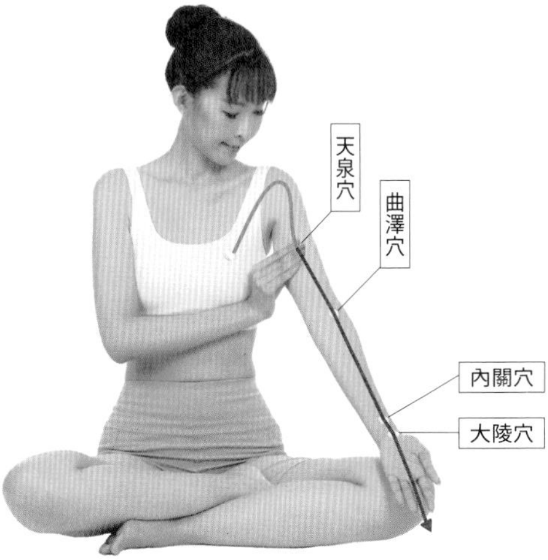

1 從胸口開始按摩到乳房外側的天池穴。

2 再沿著心包經循行路線刮痧或按摩到二頭肌上的天泉穴。向下到手肘中央的曲澤穴，再刮痧或按摩到手腕橫紋上二寸的內關穴，再到手腕橫紋中點的大陵穴，再順著中指端滑出去。

/排/濕/精/油/配/方/

材料：

伊蘭伊蘭1滴、羅勒1滴、乳香1滴、 永久花1滴、馬鬱蘭 1滴、薰衣草2滴、 紅葡萄柚2滴、基底油（椰子油、杏仁油、荷荷巴油等） 20毫升

使用方式：

在排濕刮痧按摩之前，先抹上排濕精油配方，順著要刮痧按摩的經絡，加強氣血循環及排濕功能。

手少陰心經

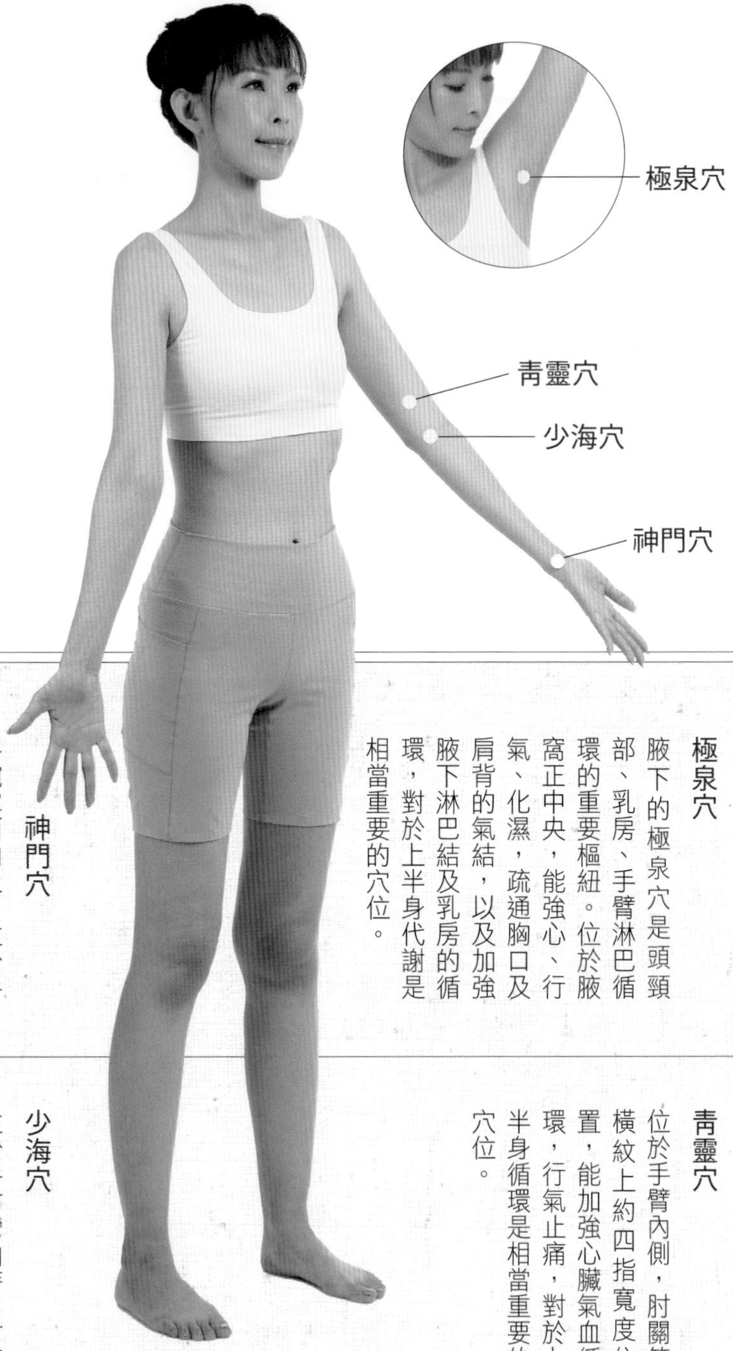

極泉穴

腋下的極泉穴是頭頸部、乳房、手臂淋巴循環的重要樞紐。位於腋窩正中央，能強心、行氣、化濕，疏通胸口及肩背的氣結，以及加強腋下淋巴結及乳房的循環，對於上半身代謝是相當重要的穴位。

神門穴

手腕掌面向上，位於手腕橫紋的內側端。能寧心安神，治療失眠及情緒障礙，也能抑制假性飢餓及糖癮。

青靈穴

位於手臂內側，肘關節橫紋上約四指寬度位置，能加強心臟氣血循環，行氣止痛，對於上半身循環是相當重要的穴位。

少海穴

位於手肘彎曲時，肘橫紋內側的盡頭凹陷處。是手少陰心經合穴，能寧心安神，舒緩手肘痛，疏通經絡瘀阻。

排濕刮痧按摩

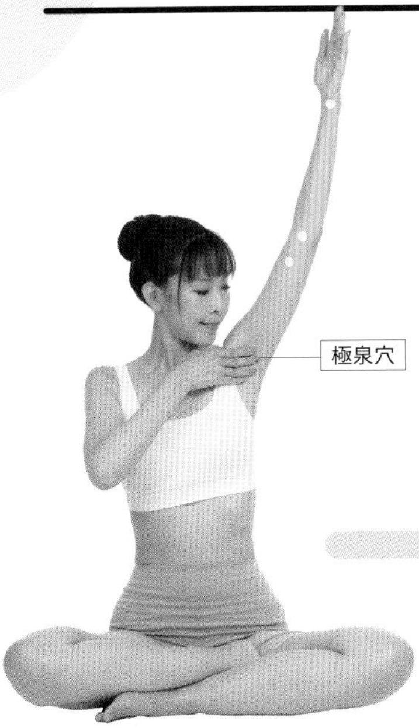

1 從胸口開始到腋下的極泉穴加強按摩。

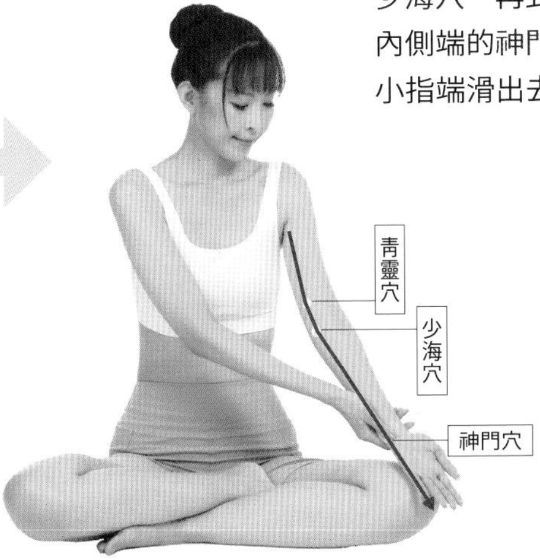

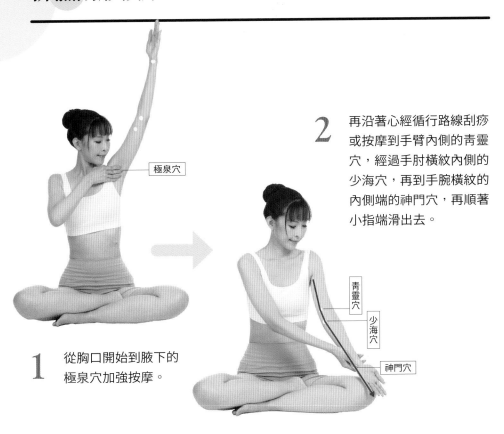

2 再沿著心經循行路線刮痧或按摩到手臂內側的青靈穴，經過手肘橫紋內側的少海穴，再到手腕橫紋的內側端的神門穴，再順著小指端滑出去。

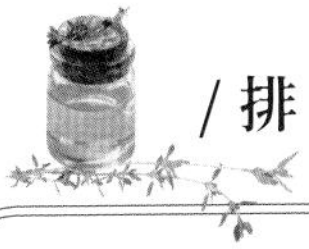

/排/濕/精/油/配/方/

材料：

香蜂草1滴、 乳香1滴、茉莉1滴、檀香木1滴、快樂鼠尾草1滴、胡荽1滴、岩蘭草1滴、葡萄柚2滴、基底油 （椰子油、杏仁油、荷荷巴油等）20毫升

使用方式：

在排濕刮痧按摩之前，先抹上排濕精油配方，順著要刮痧按摩的經絡，加強氣血循環及排濕功能。

手陽明大腸經

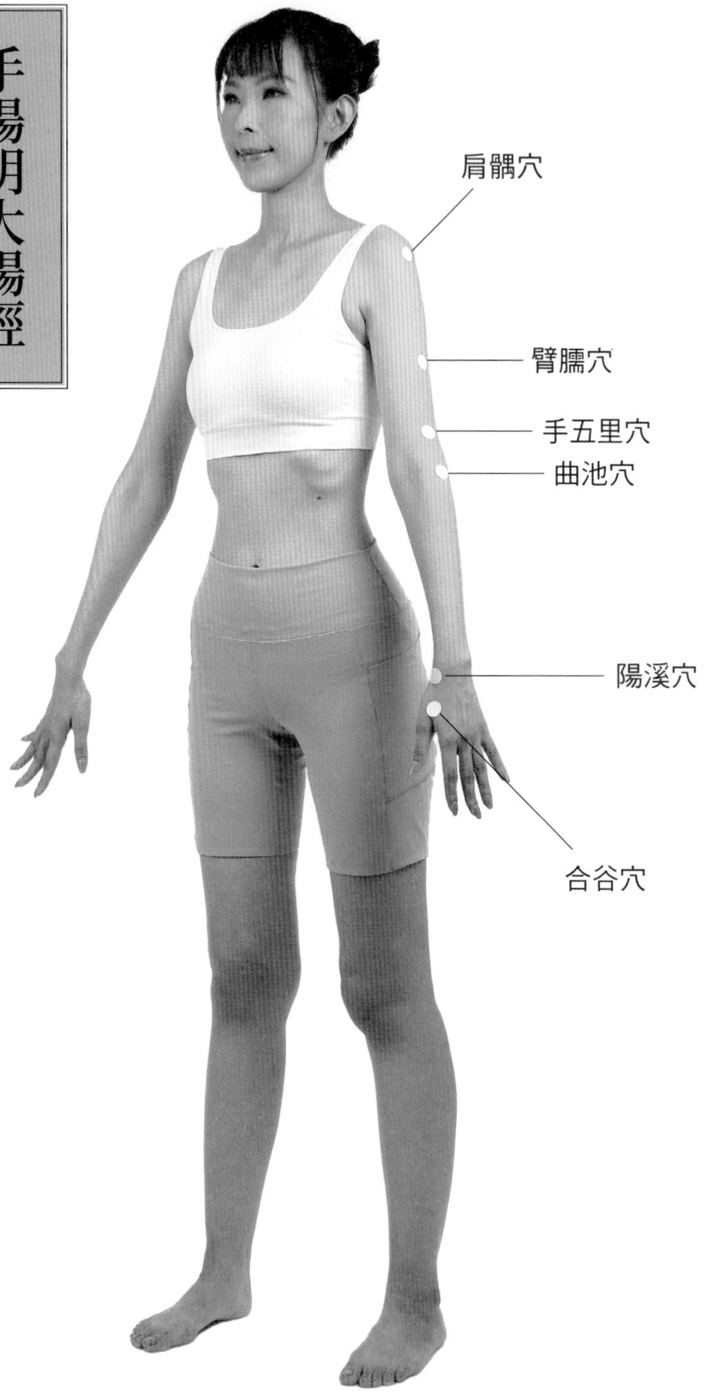

合谷穴

位於第一、二掌骨之間凹陷處。能清熱解表，用於發熱惡寒、咳嗽、頭痛、眩暈、目赤腫痛、鼻塞流涕、流鼻血、耳聾、咽喉腫痛、胃痛、腹痛、便祕等症狀。

陽溪穴

手腕掌面向下，虎口張開，位於拇指及食指伸肌腱的凹陷處。能提升陽氣，緩解心律不整、頭痛、咽喉痛，也能幫助消化及排便。

曲池穴

位於屈肘時肘橫紋外側端。能疏風、清熱、除濕，調整腸胃道以及內分泌功能。

手五里穴

位於手臂外側，曲池上約四指寬幅的位置。能行氣化瘀、通經活絡，加強手臂及肩背的循環。

臂臑穴

於手臂外側，屈肘握緊拳頭，使三角肌隆起，三角肌下端偏內側處。主要功效是疏筋活絡，理氣消痰，能促進手臂淋巴液循環。

肩髃穴

於肩峰與肱骨之間的凹陷處。能用於五十肩、蕁麻疹、頸部淋巴腫、肩背疼痛等症狀。

/排/濕/精/油/配/方/

材料：

檸檬3滴、苦橙葉2滴、薄荷2滴、檸檬草1滴、山雞椒1滴、基底油（椰子油、杏仁油、荷荷巴油等）20毫升

使用方式：

在排濕刮痧按摩之前，先抹上排濕精油配方，順著要刮痧按摩的經絡，塗抹以下建議的精油配方，加強氣血循環及排濕功能。

4 往肩後沿著肩膀到頸椎突起處（大椎穴）加強按摩。

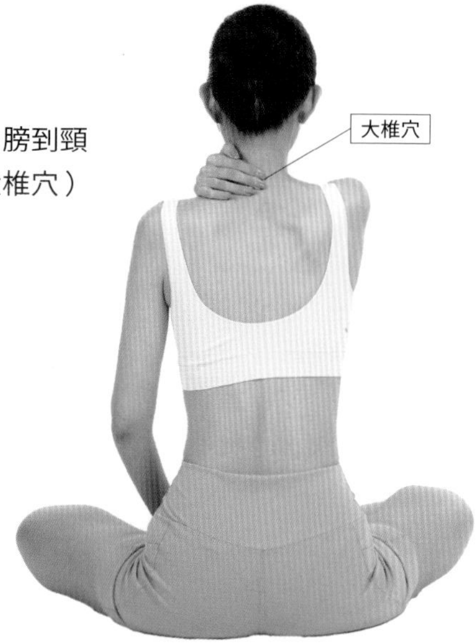

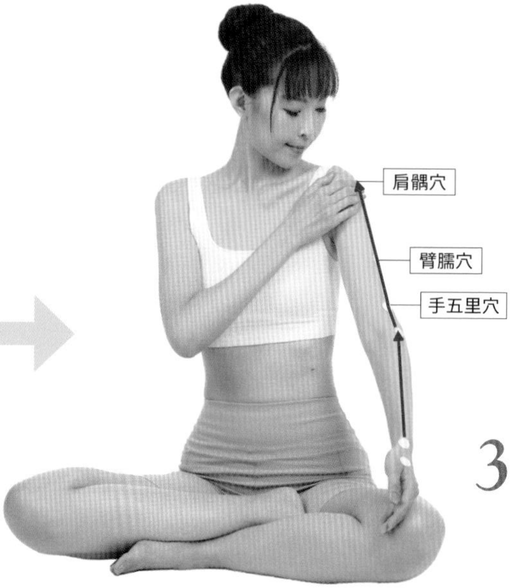

3 經過手臂外側的手五里穴及臂臑穴，再上到肩峰處的肩髃穴。

排濕刮痧按摩

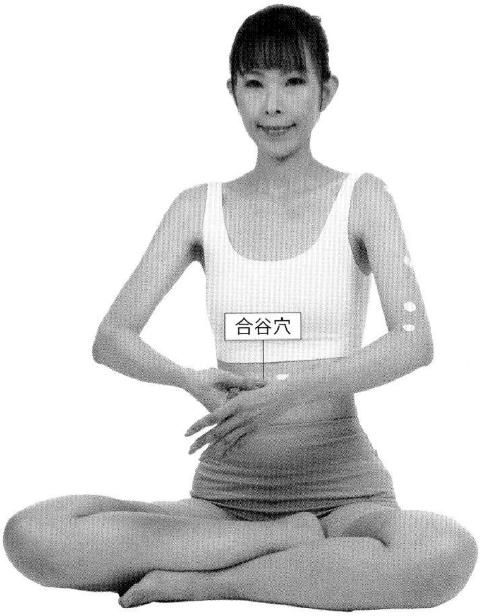

1 拇指及食指間的合谷穴開始。

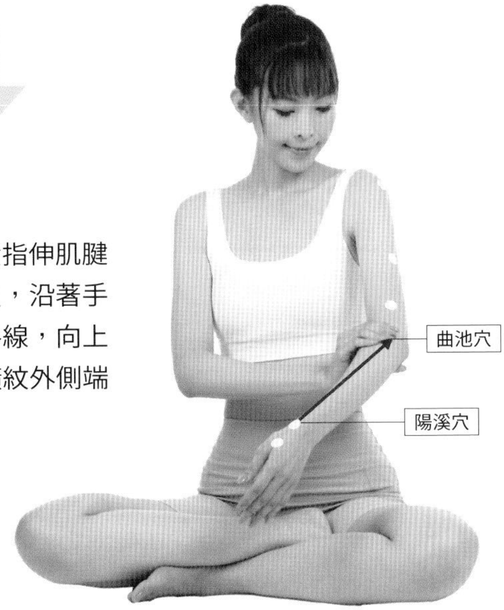

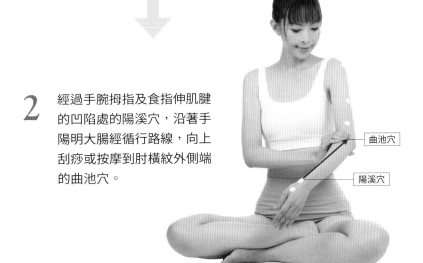

2 經過手腕拇指及食指伸肌腱的凹陷處的陽溪穴，沿著手陽明大腸經循行路線，向上刮痧或按摩到肘橫紋外側端的曲池穴。

手少陽三焦經

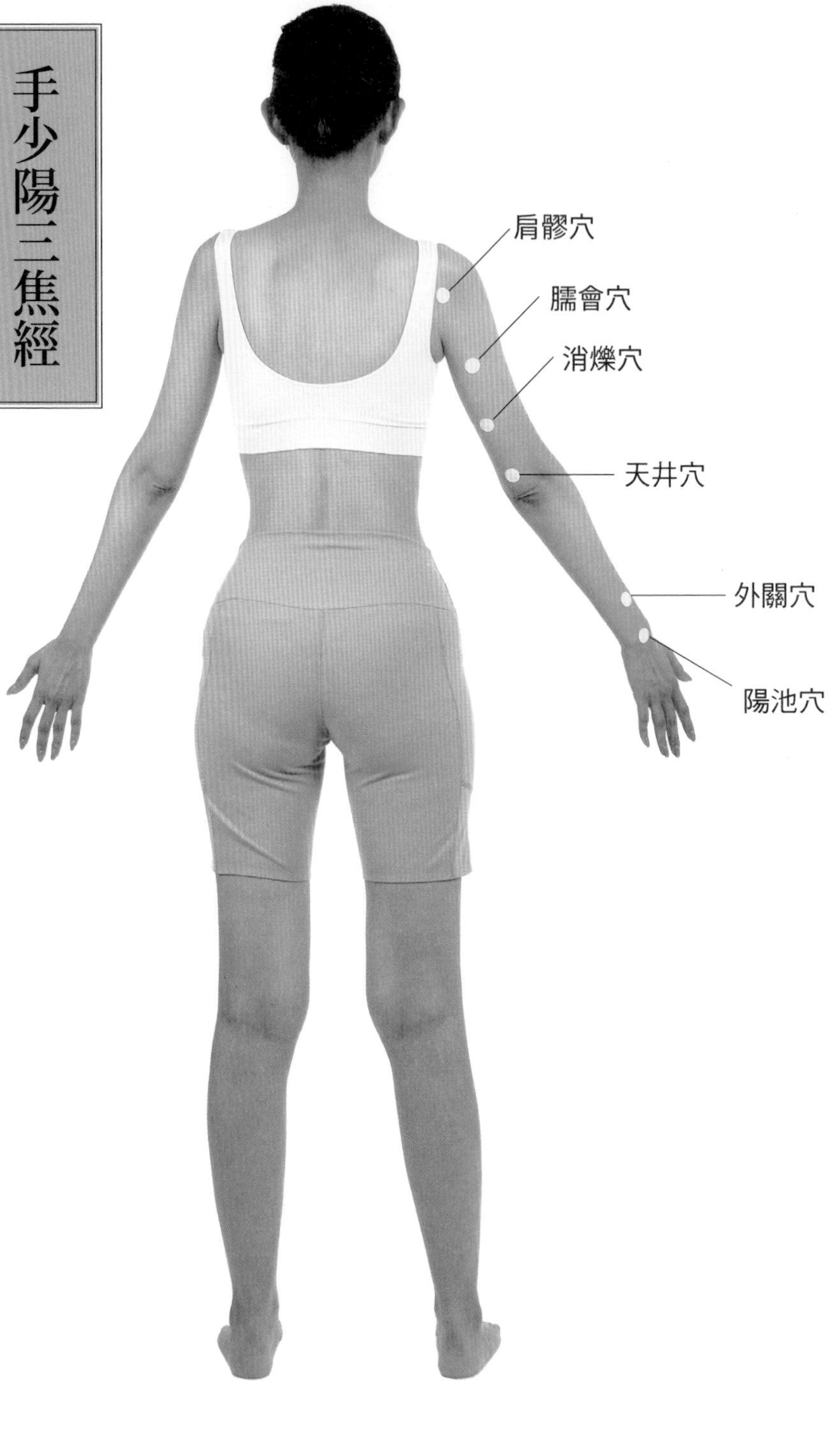

陽池穴

手腕掌面向下，手腕向下做屈曲動作，位於正中央的凹陷處。能提振元氣、暢通氣血循環，改善手腳冰冷，讓全身暖和起來。並能去除三焦的火熱外邪，緩解頭痛、眼睛充血腫痛、口渴、肩臂疼痛等症狀。

外關穴

陽池上三指幅，在橈、尺二骨中間，能解表清熱，用於感冒發燒、頭痛、耳聾、耳鳴、眩暈、目赤腫痛、肩背痛、肘臂屈伸不利、手指疼痛、手發抖等症狀。

天井穴

位於尺骨鷹嘴後上方一寸凹陷中。能理氣消痰，治療偏頭痛、脅肋痛、肩頸痠痛。

消濼穴

位於手臂後側，手肘及肩膀連線的中點。能消除上肢的水腫及濕氣，緩解頭部、手臂、肩背、牙齒的疼痛。

臑會穴

位於手臂外側，肘尖與肩髎穴的連線上，三角肌的下緣處。能清利濕氣，疏通上肢淋巴液的流通、代謝脂肪，緩解上肢麻痺、肩背痛。

肩髎穴

上臂外展平舉，位於肩峰下方凹陷中。能用於手臂痛、五十肩、肩頸痠痛等症狀。

/排/濕/精/油/配/方/

材料：

荳蔻1滴、薑黃1滴、茴香1滴、 黑胡椒1滴、絲柏2滴、薰衣草2滴、基底油（椰子油、杏仁油、荷荷巴油等）20毫升

使用方式：

在排濕刮痧按摩之前，先抹上排濕精油配方，順著要刮痧按摩的經絡，塗抹以下建議的精油配方，加強氣血循環及排濕功能。

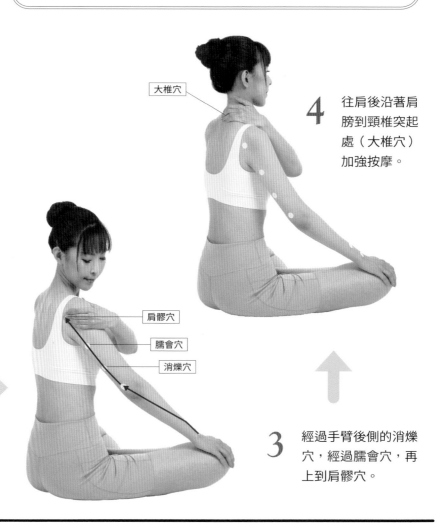

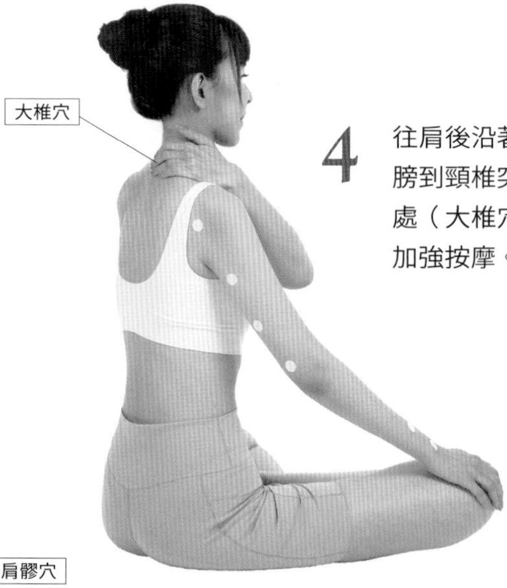

4 往肩後沿著肩膀到頸椎突起處（大椎穴）加強按摩。

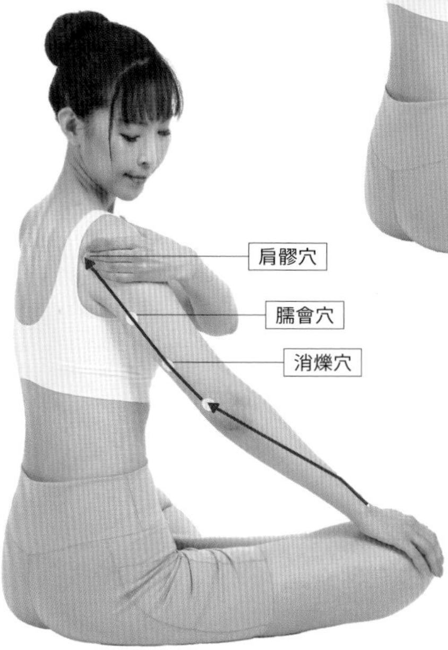

3 經過手臂後側的消爍穴，經過臑會穴，再上到肩髎穴。

排濕刮痧按摩

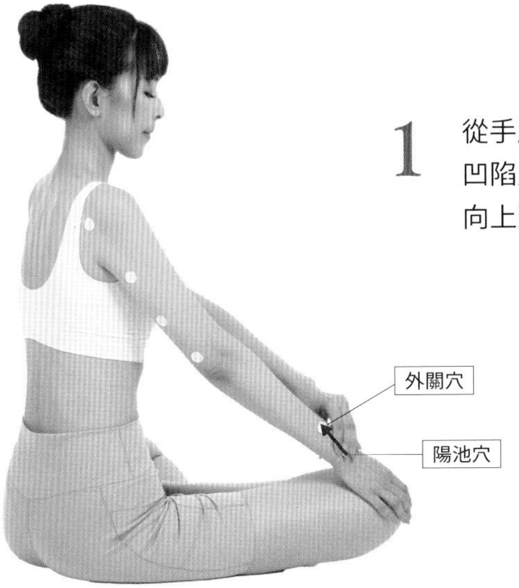

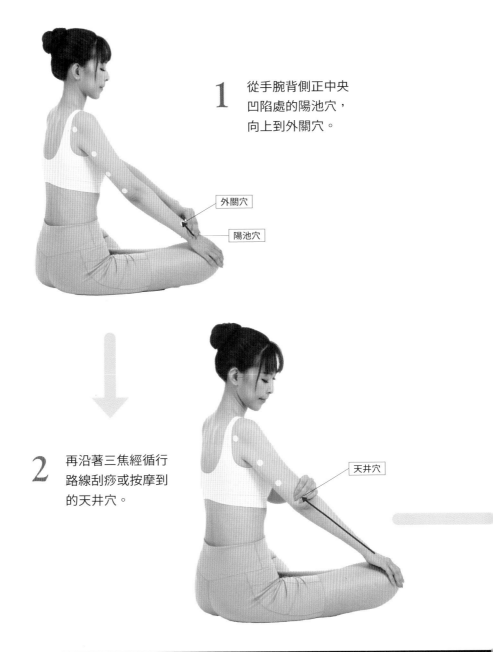

1 從手腕背側正中央凹陷處的陽池穴，向上到外關穴。

2 再沿著三焦經循行路線刮痧或按摩到的天井穴。

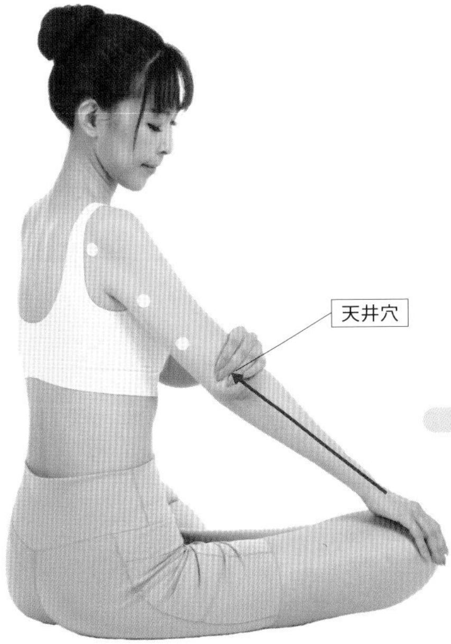

手太陽小腸經

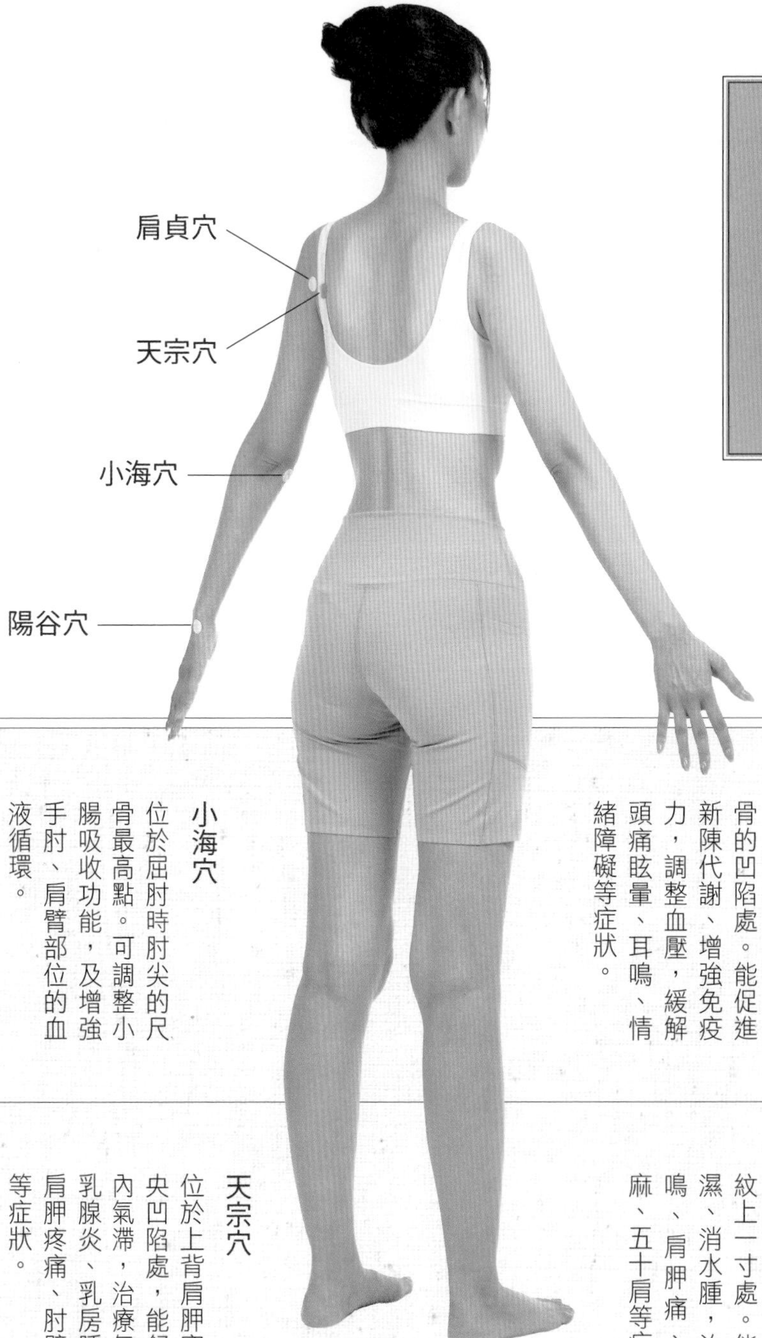

陽谷穴

手腕掌面向下，手腕外側尺骨突出與三角骨的凹陷處。能促進新陳代謝、增強免疫力，調整血壓，緩解頭痛眩暈、耳鳴、情緒障礙等症狀。

小海穴

位於屈肘時肘尖的尺骨最高點。可調整小腸吸收功能，及增強手肘、肩臂部位的血液循環。

肩貞穴

位於肩關節後下方，手臂內收時，在腋縱紋上一寸處。能化痰濕、消水腫，治療耳鳴、肩胛痛、手臂麻、五十肩等症狀。

天宗穴

位於上背肩胛窩的中央凹陷處，能舒通胸內氣滯，治療氣喘、乳腺炎、乳房腫塊、肩胛疼痛、肘臂疼痛等症狀。

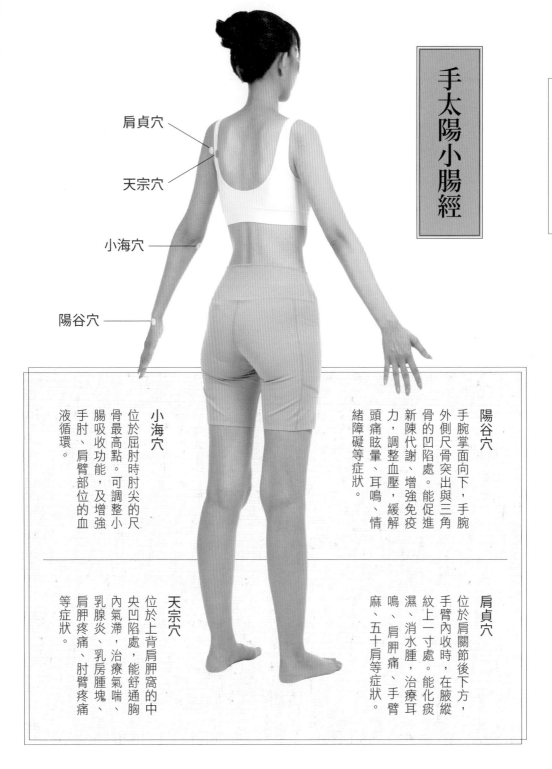

排濕刮痧按摩

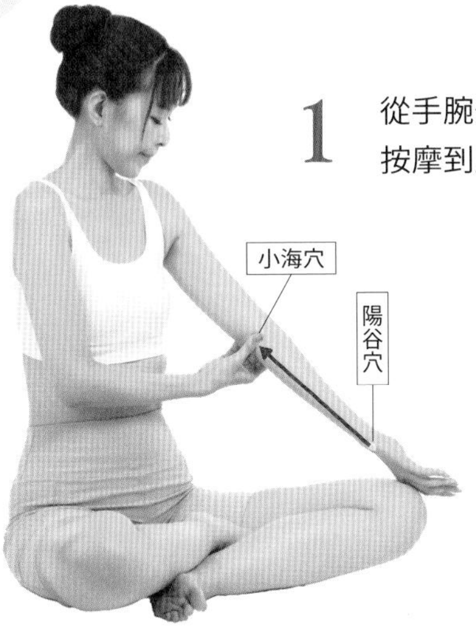

1 從手腕外側的陽谷穴，向上刮痧或按摩到肘尖尺骨鷹嘴的小海穴。

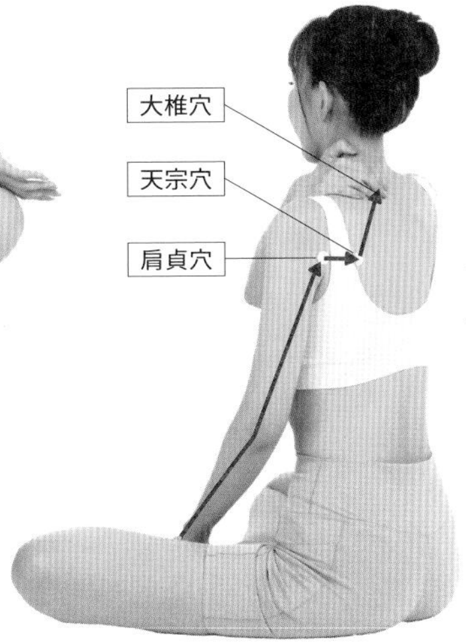

2 沿著小腸經循行路線向上刮痧按摩到肩關節後下方的肩貞穴，再上到肩胛骨上的天宗穴加強按摩到大椎穴處。

/排/濕/精/油/配/方/

材料：

廣藿香1滴、生薑1滴、柑橘2滴、葡萄柚2滴、苦橙葉1 滴、綠薄荷2滴、基底油（椰子油、杏仁油、荷荷巴油等）20毫升

使用方式：

在排濕刮痧按摩之前，先抹上排濕精油配方，順著要刮痧按摩的經絡，塗抹以下建議的精油配方，加強氣血循環及排濕功能。

下肢的重要排濕穴位

足少陽膽經

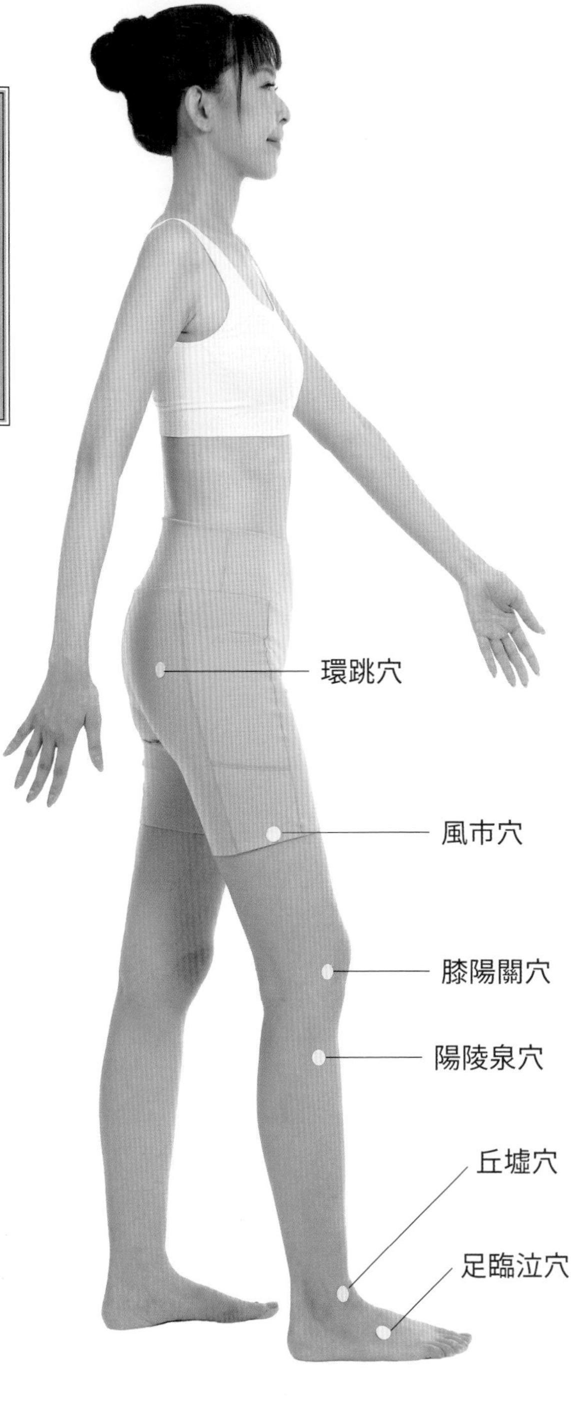

足臨泣穴

位於第四、五蹠趾關節後，小趾伸肌腱的外側處。能化痰消腫，治療下肢腫痛。

丘墟穴

位於外踝前下方凹陷處。能疏肝健脾，用於目赤腫痛、結膜炎、中風偏癱、頸項痛、腋下腫、下肢痠軟無力、外踝腫痛等症狀。

陽陵泉穴

位於膝蓋外側腓骨前下方凹陷處。能疏肝利膽，用於疏通筋骨、下肢麻、膝蓋腫痛、下肢水腫、脅肋痛、口苦、嘔吐、黃疸、月經過多等症狀。

膝陽關穴

屈膝時膝蓋外側有一個突出的高骨，下方的凹陷處。能提振身體陽氣，加強水分代謝，去除腳氣。

風市穴

大腿外側中線上，手臂自然下垂中指尖處。加強膽經的排毒功能，幫助排除臀部、假胯寬、大腿及下半身的痰濕脂肪堆積。

環跳穴

在臀大肌深處，股骨大轉子後上方凹陷處。此穴關係到腰腿的血液循環，幫助排除臀部、假胯寬、大腿及下半身的痰濕脂肪堆積。

/排/濕/精/油/配/方/

材料：

迷迭香2滴、薄荷1滴、絲柏2滴、羅勒2滴、黑胡椒1滴、荳蔻2滴
基底油（椰子油、杏仁油、荷荷巴油等）20毫升

使用方式：

在排濕刮痧按摩之前，先抹上排濕精油配方，順著要刮痧按摩的經絡，塗抹以下建議的精油配方，加強氣血循環及排濕功能。

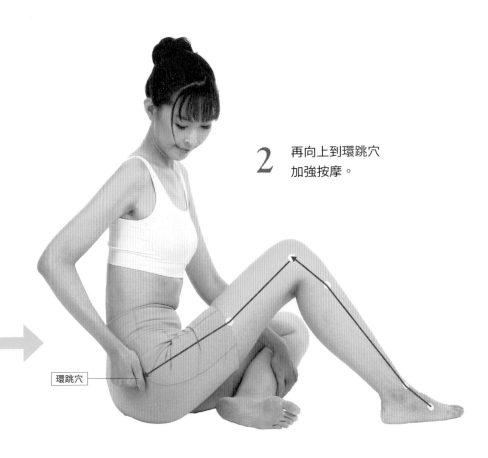

排濕刮痧按摩

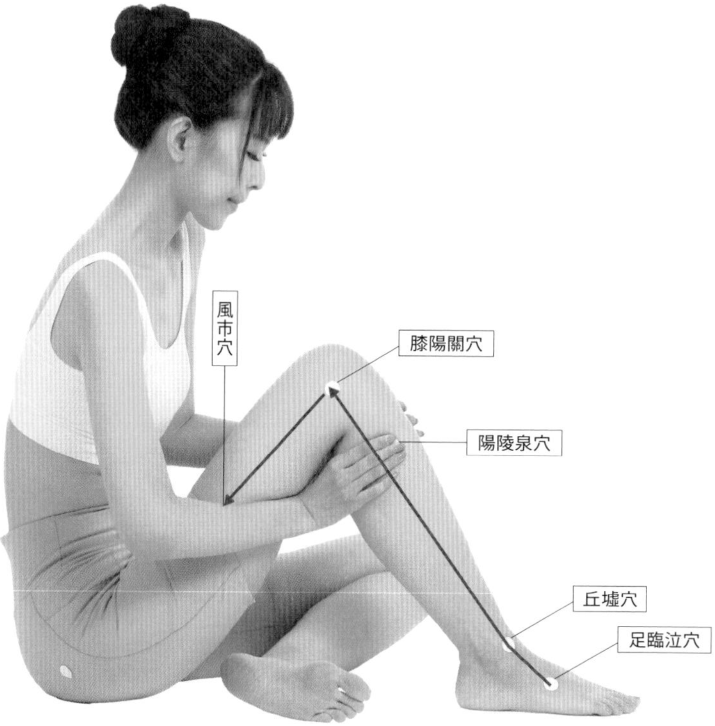

1 從足臨泣穴開始，向上到外踝下方的丘墟穴，再沿著膽經循行路線刮痧或按摩到陽陵泉穴，經過膝陽關穴到達風市穴，可停留在風市穴位上加強按摩。

足陽明胃經

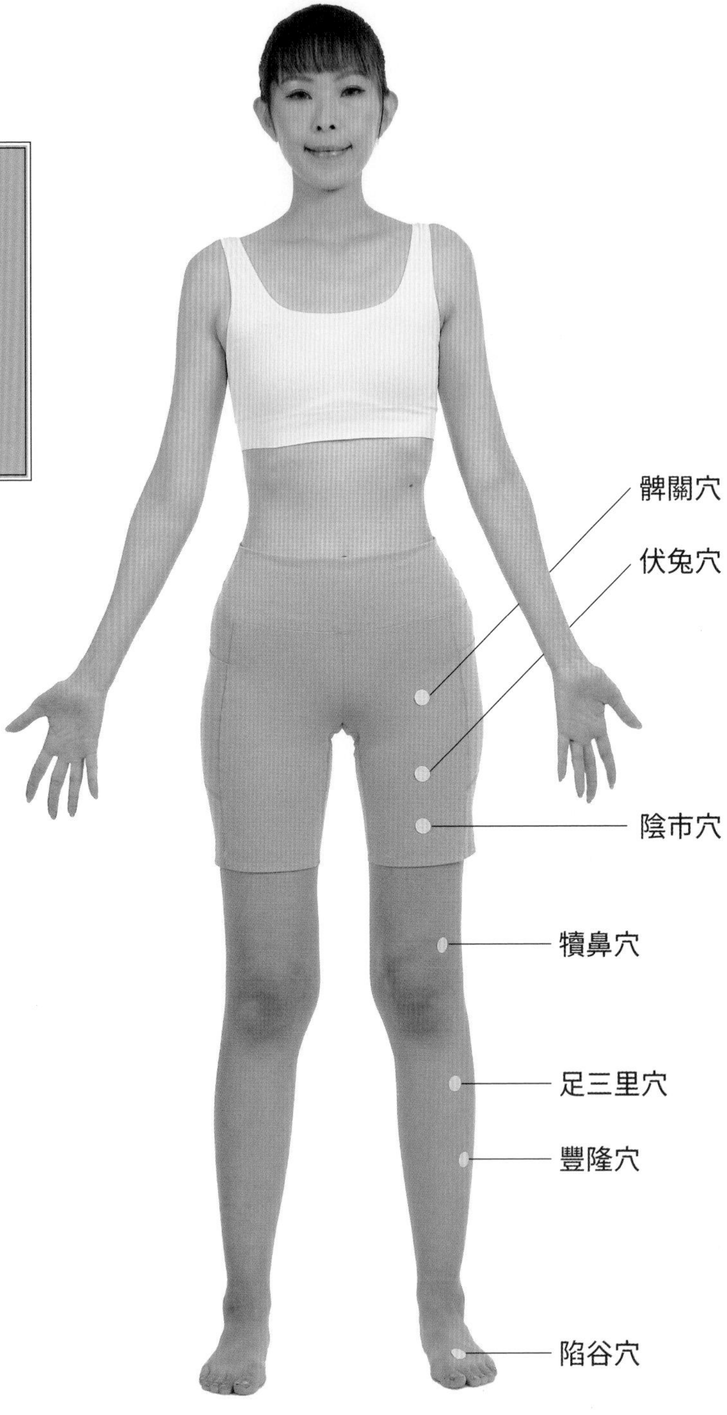
髀關穴
伏兔穴
陰市穴
犢鼻穴
足三里穴
豐隆穴
陷谷穴

陷谷穴

位於第二、三蹠趾關節後方的凹陷中，能健脾利水，治療水腫、足背腫痛、腹脹、面腫等。

豐隆穴

位於膝蓋骨外側凹陷處，與外腳踝連線的中點，有化痰功能，可治療咳嗽痰多、咽喉腫痛、便祕、頭痛、頭暈等症狀。

足三里穴

坐下時，小腿垂直，膝蓋外側下方四橫指的凹陷處，能和胃健脾，通腑化痰，升降氣機，能治療所有消化症狀如胃痛、嘔吐、腹脹、腸鳴腹瀉、腹痛等以及下肢水腫。

犢鼻穴

膝蓋的外膝眼，在髕骨下緣、髕韌帶外側凹陷處，影響膝關節及下肢循環，消除水腫。

陰市穴

大腿前側膝蓋外上緣，約四指寬的位置。能溫通脾胃的寒濕，消除下肢水腫，加強腰膝循環。

伏兔穴

大腿前側膝蓋外上緣，約八指寬的位置。能祛風除濕、散寒止痛，舒緩腸胃部脹氣，消除脾胃及下肢水濕。

髀關穴

盤腿而坐，位於髂前上棘正下方，隆起的縫匠肌外側凹陷處。能疏通經絡，用於股關節疼痛、下肢麻、腰腿疼痛、下肢抽筋、膝關節疼痛等症狀。

/排/濕/精/油/配/方/

材料：

生薑1滴、甜茴香1滴、芫荽葉1滴、葡萄柚2滴、檸檬2滴、苦橙葉1滴、薄荷2滴、基底油（椰子油、杏仁油、荷荷巴油等）20毫升

使用方式：

在排濕刮痧按摩之前，先抹上排濕精油配方，順著要刮痧按摩的經絡，塗抹以下建議的精油配方，加強氣血循環及排濕功能。

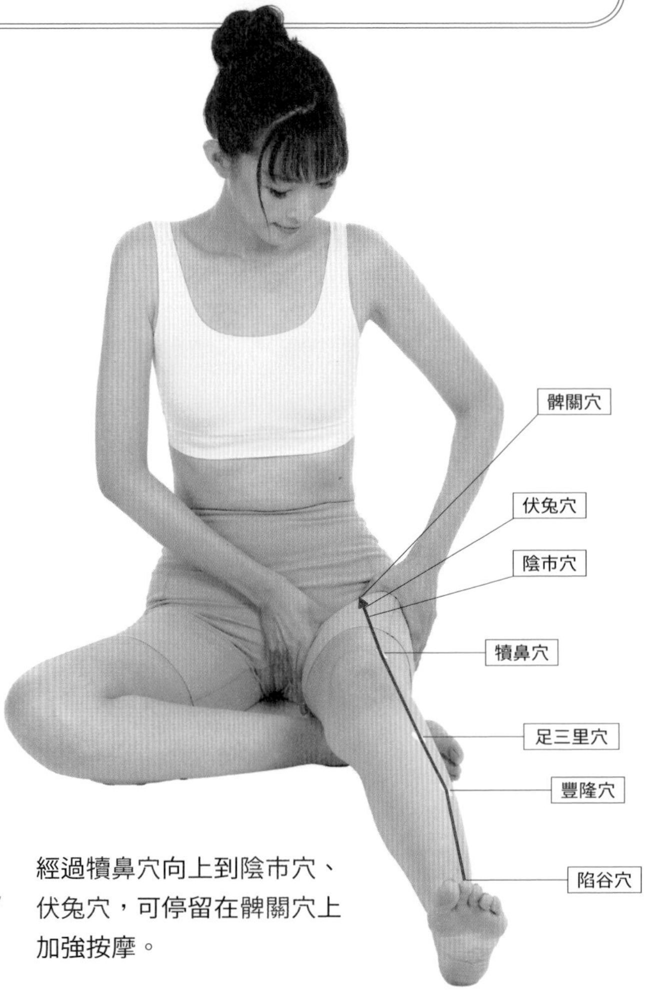

2 經過犢鼻穴向上到陰市穴、伏兔穴，可停留在髀關穴上加強按摩。

排濕刮痧按摩

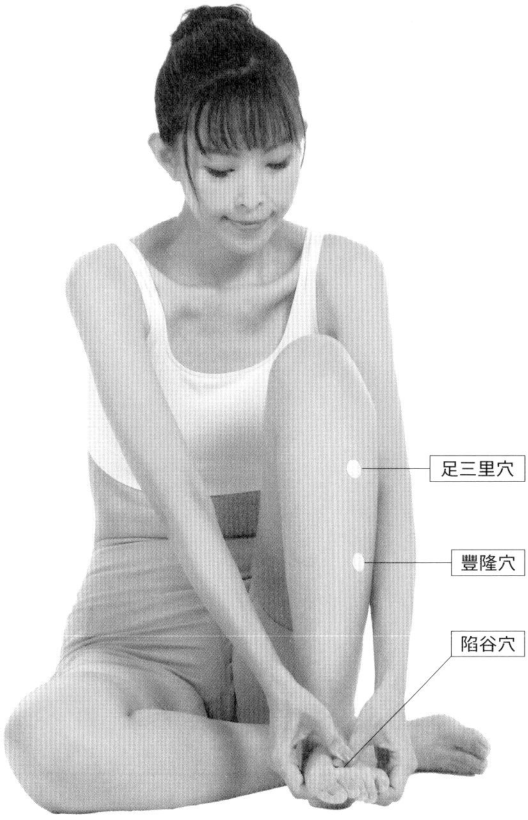

1 從腳背上的陷谷穴向上沿著胃經循行路線刮痧或按摩到豐隆穴，再上到足三里穴，可停留多加按摩。

足厥陰肝經

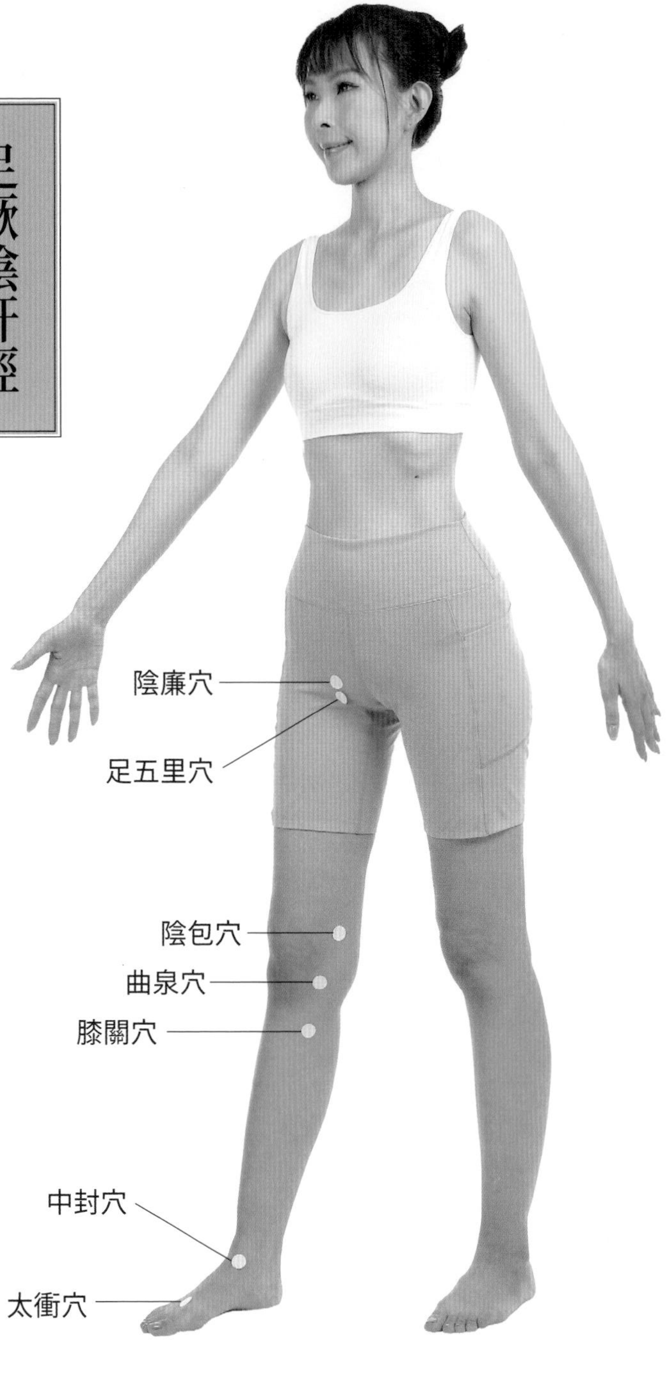
陰廉穴
足五里穴
陰包穴
曲泉穴
膝關穴
中封穴
太衝穴

太衝穴

位於足背第一、二蹠趾關節後方凹陷中。能健脾化濕，治療腹脹、嘔吐噁心、月經不調、遺尿、下肢水腫等症狀。

中封穴

位於內踝高點前方，脛骨前肌腱內側凹陷中。能疏肝理氣，健脾化濕。用於消除疝氣、陰莖痛、遺精、小便不利、腰痛、內踝腫痛、泌尿道發炎、月經疾患等症狀。

膝關穴

屈膝時在脛骨內踝後下方，在陰陵泉穴後1寸處。能祛風化濕消腫，治療風濕性膝關節炎、下肢水腫、關節疼痛等症狀。

曲泉穴

屈膝時，在膝蓋內側橫紋端上方凹陷中。對於肝氣鬱結或是濕熱鬱結在婦科或是泌尿系統，能清理肝經濕熱，疏肝理氣。

陰包穴

在大腿內側，膝蓋上方五指寬處就是陰包穴，在股內肌與縫匠肌之間。陰包穴是疏肝解郁的要穴，緩解因為情緒焦慮緊張造成的肝經肌肉緊繃及筋攣，也能緩解因肝火上炎，造成的頭脹痛、頭暈，下肢血液循環不良，腳痛、腳抽筋或是四肢冰冷，還能治療小便不利、頻尿、腰痛、小腹痛等症狀。

足五里穴

位於大腿下鼠蹊部內，恥骨結節的下方，能清利泌尿系統的濕氣，治療小便不利、頻尿、小便失禁、陰囊濕癢、睪丸腫痛、白帶、子宮脫垂等症。

陰廉穴

陰廉穴位於大腿下鼠蹊部內，恥骨結節的下方，主治月經不調、白帶及小腹脹痛等症狀。

/排/濕/精/油/配/方/

材料：

檸檬2滴、佛手柑2滴、薄荷1滴、天竺葵1滴、快樂鼠尾草1滴、羅勒1滴、苦橙葉1滴、基底油（椰子油、杏仁油、荷荷巴油等）20毫升

使用方式：

在排濕刮痧按摩之前，先抹上排濕精油配方，順著要刮痧按摩的經絡，塗抹以下建議的精油配方，加強氣血循環及排濕功能。

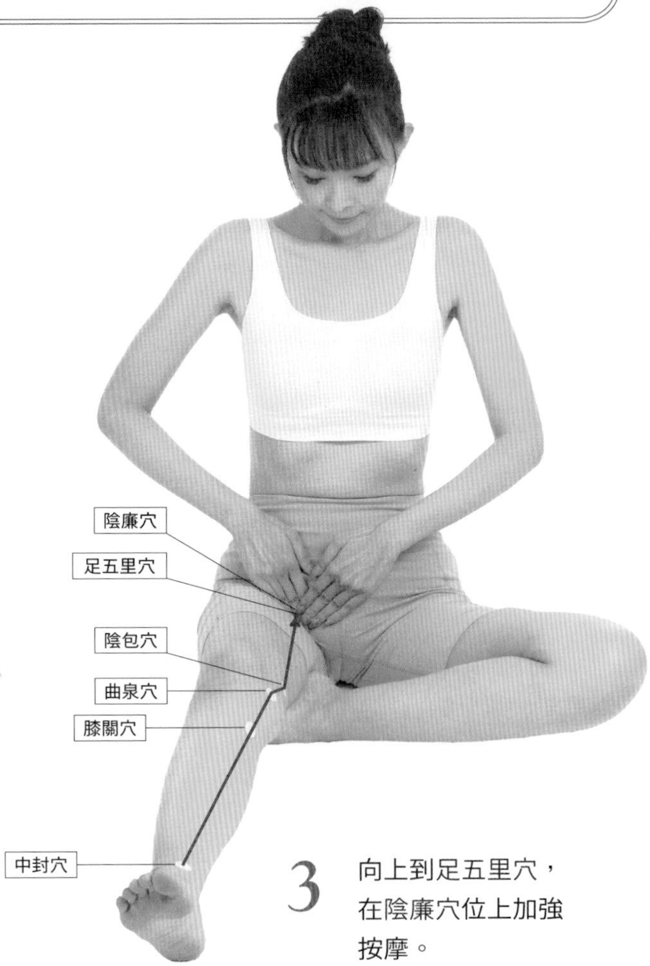

3 向上到足五里穴，在陰廉穴位上加強按摩。

排濕刮痧按摩

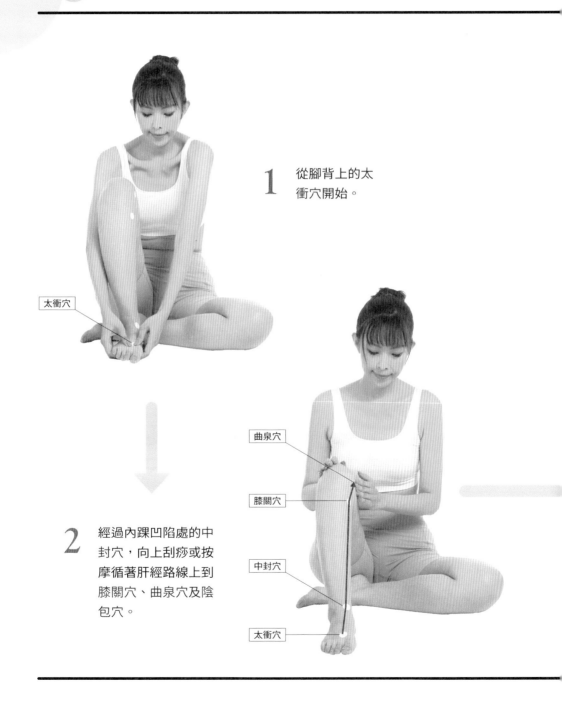

1 從腳背上的太衝穴開始。

2 經過內踝凹陷處的中封穴，向上刮痧或按摩循著肝經路線上到膝關穴、曲泉穴及陰包穴。

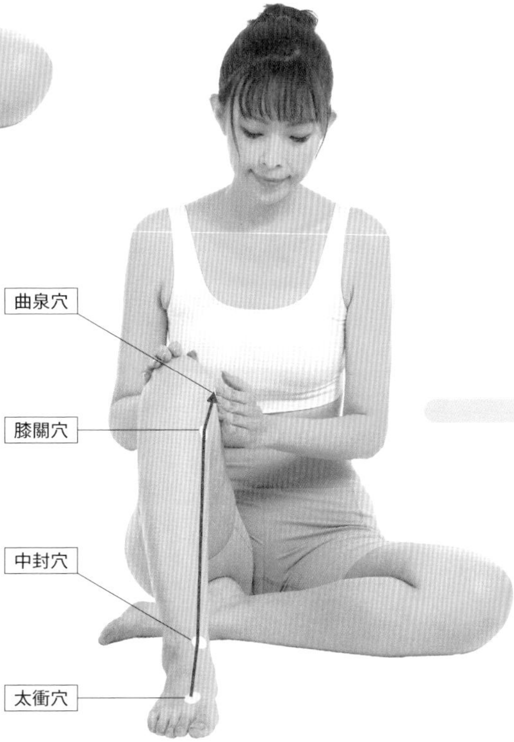

足太陰脾經

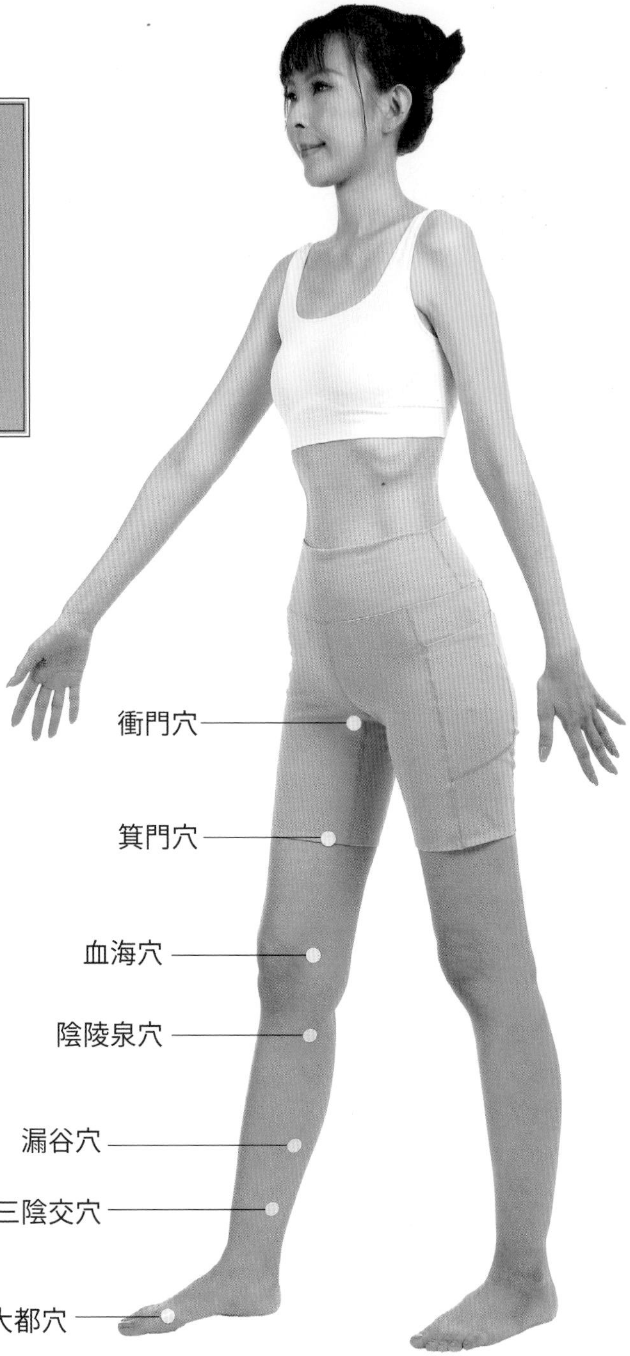
衝門穴
箕門穴
血海穴
陰陵泉穴
漏谷穴
三陰交穴
大都穴

大都穴

位於拇指內側，第一蹠趾關節前，赤白肉際處。能健脾利濕，治療消化道症狀，如腹脹、胃痛、嘔逆、腹瀉、便祕、下肢水腫等。

三陰交穴

是足三陰（脾經、肝經、腎經）交會在一起的穴道，對婦科系統非常重要，在小腿內側腳踝骨最高點往上約四根手指幅的寬度。可排除婦科及下肢的水濕，改善白帶及腳腫。

漏谷穴

在內踝高點上六寸。能健脾消腫，化濕利尿，治療小便不順、頻尿、女人白帶等症狀。

陰陵泉穴

在脛骨內側踝下方的凹陷處。能健脾滲濕，益腎固精，用於腹脹、腹瀉、水腫、小便不利或失禁、陰莖疼痛、女性外陰痛、遺精、膝蓋痛等症狀。

血海穴

位於大腿內側膝關節上方約三指寬處。能促進全身血液循環的流通，活血化瘀，促進生殖系統及下肢血液循環，消除水腫及溫暖四肢。

箕門穴

在大腿內側，血海穴與衝門穴連線上，血海穴上六寸處。能健脾滲濕，利尿，治療遺尿、陰囊濕疹、腹股溝腫痛、下肢水腫等。

衝門穴

在腹股溝韌帶中點外側的上方，內側為股動脈脈搏跳動處。能治療前列腺疾患、女性月經血崩、白帶、疝氣、尿道炎等病症。

/排/濕/精/油/配/方/

材料：

芫荽1滴、綠薄荷1滴、生薑1、廣藿香1滴、黑胡椒1滴、野橘2滴、佛手柑1滴、乳香1滴、基底油（椰子油、杏仁油、荷荷巴油等）20毫升

使用方式：

在排濕刮痧按摩之前，先抹上排濕精油配方，順著要刮痧按摩的經絡，塗抹以下建議的精油配方，加強氣血循環及排濕功能。

3 向上到箕門穴，最後停留在衝門穴位上加強按摩。

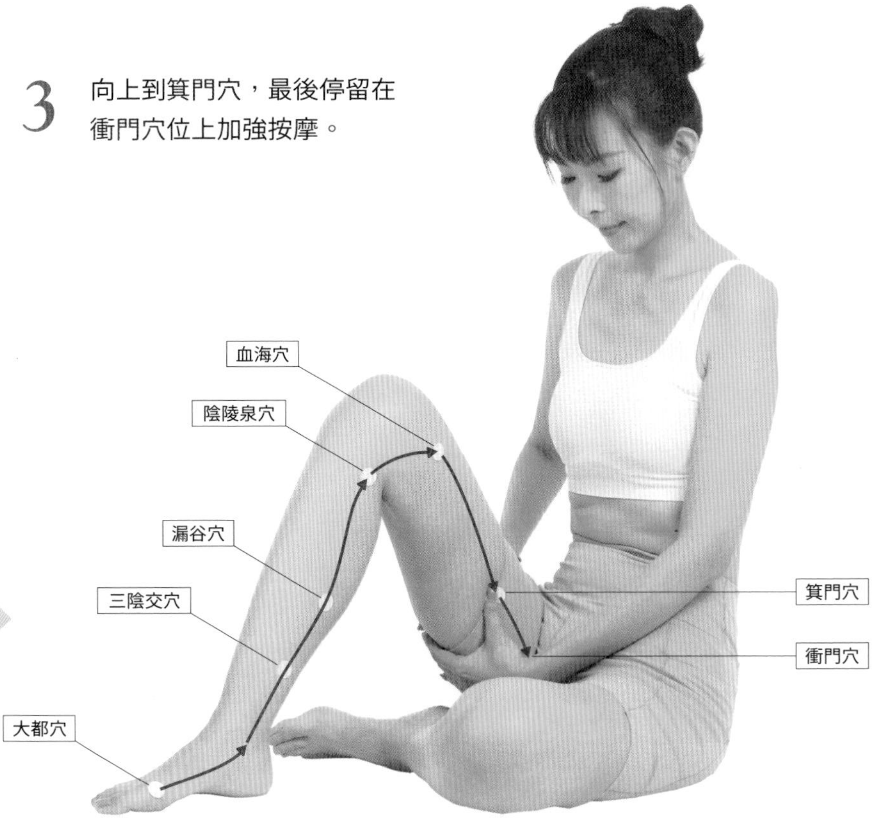

排濕刮痧按摩

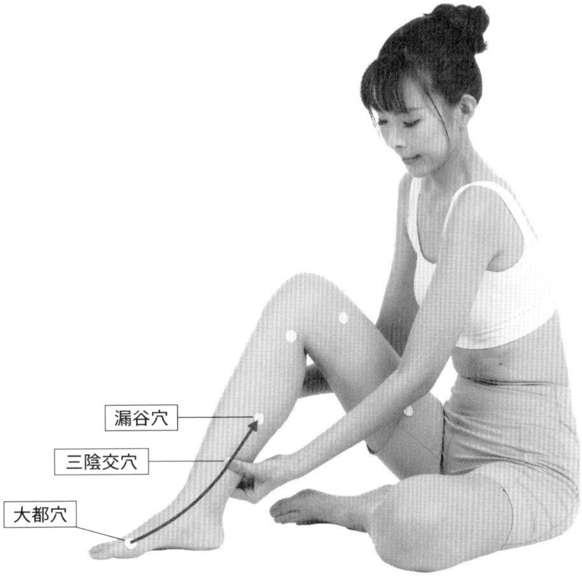

1 從腳背內側的大都穴，循著脾經路線向上刮痧或按摩到三陰交穴、漏谷穴。

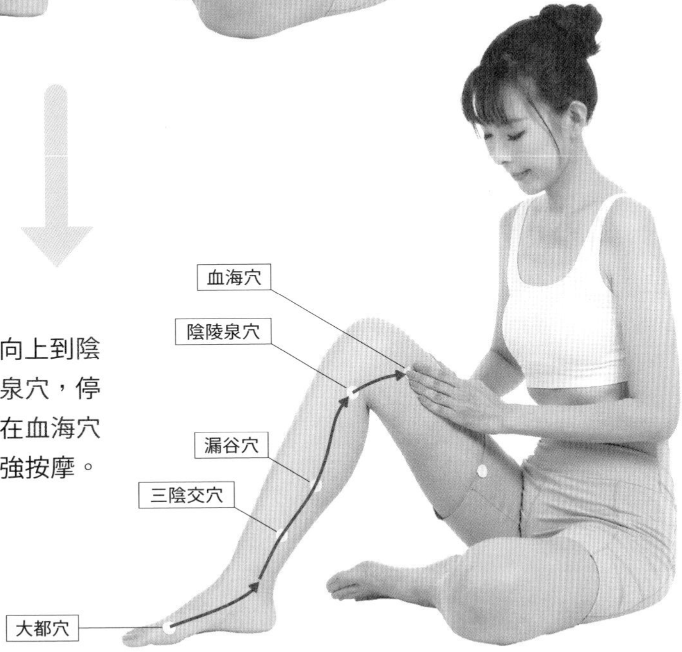

2 再向上到陰陵泉穴，停留在血海穴加強按摩。

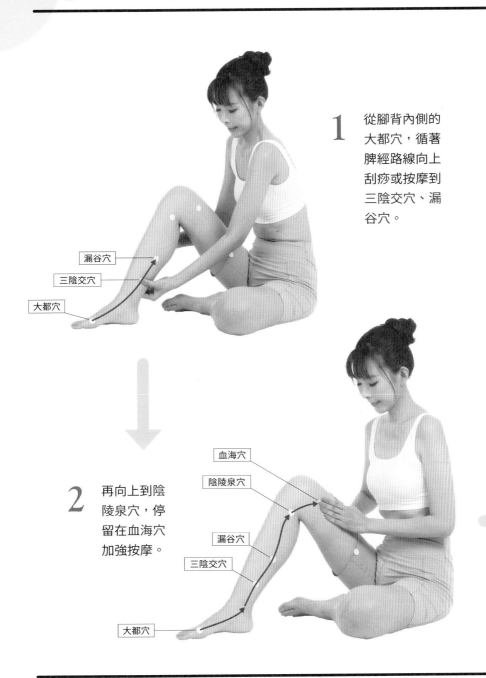

足少陰腎經

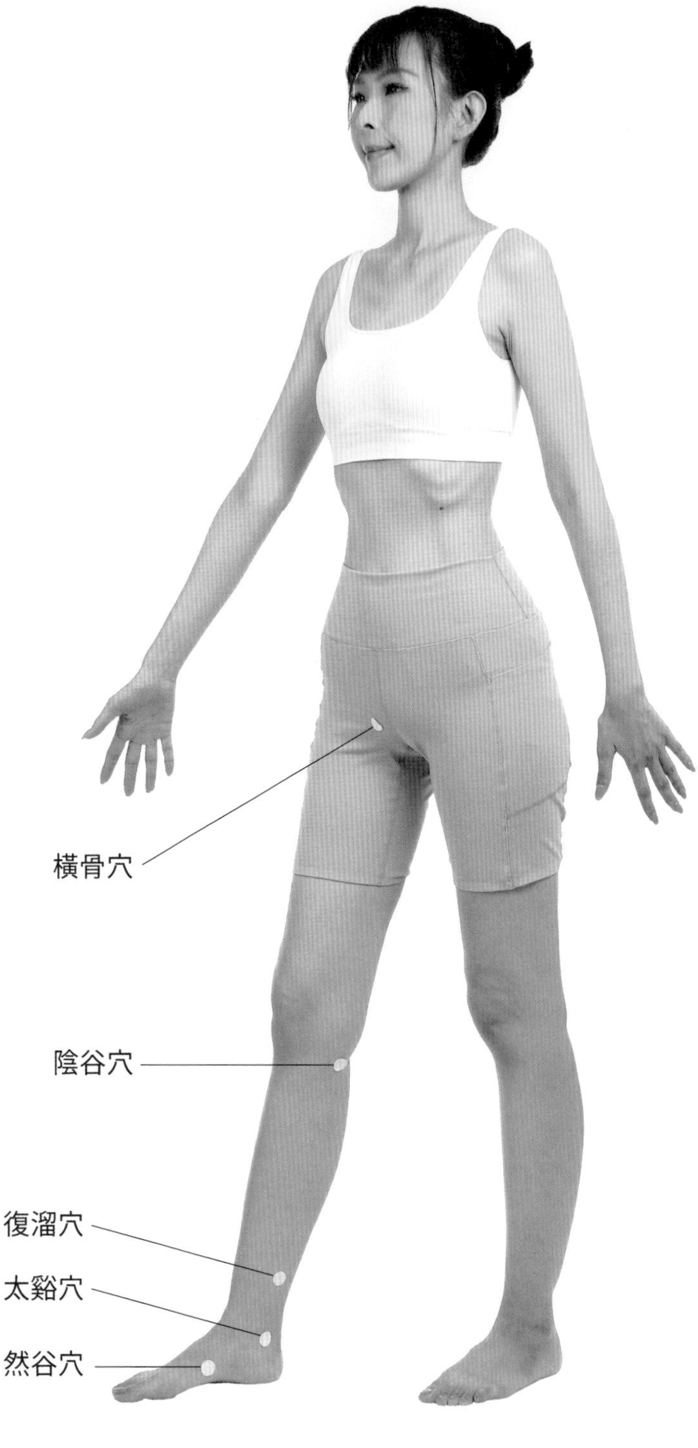

然谷穴

位於足弓弓背中部靠前的骨節縫隙中。能補益腎氣，治療月經不調、白帶、陰道搔癢、陽痿遺精、小便不利、腹瀉、下肢無力、足痛等症狀。

太谿穴

位於內踝高點與跟腱內側前緣之間凹陷處。用於頭痛目眩、月經不調、失眠、健忘、遺精、頻尿、內踝腫痛等症狀。

復溜穴

位於腳踝外側和腳後跟阿基里斯腱中間的凹陷處。能補腎養陰、加強水分代謝，治療水腫、腹脹、盜汗、腹瀉、腰酸背痛等症狀。

陰谷穴

位於屈膝時，膕窩橫紋內側的位置。能益腎助陽、利尿，治療男性性功能障礙如陽痿、早洩、疝氣，女性月經不調、月經不正常出血等症狀。

橫骨穴

位於下腹部，肚臍下及旁開五寸的位置。益腎助陽，清熱利尿，治療尿道炎、腎臟炎、尿失禁、小便不通、少腹痛、遺精、陽痿、疝氣等症狀。

/排/濕/精/油/配/方/

材料：

伊蘭伊蘭2滴、玫瑰2滴、杜松2滴、桂皮1滴、生薑1滴、粉紅胡椒1滴、基底油（椰子油、杏仁油、荷荷巴油等）20毫升

使用方式：

在排濕刮痧按摩之前，先抹上排濕精油配方，順著要刮痧按摩的經絡，塗抹以下建議的精油配方，加強氣血循環及排濕功能。

2 再向上到橫骨穴位上加強按摩。

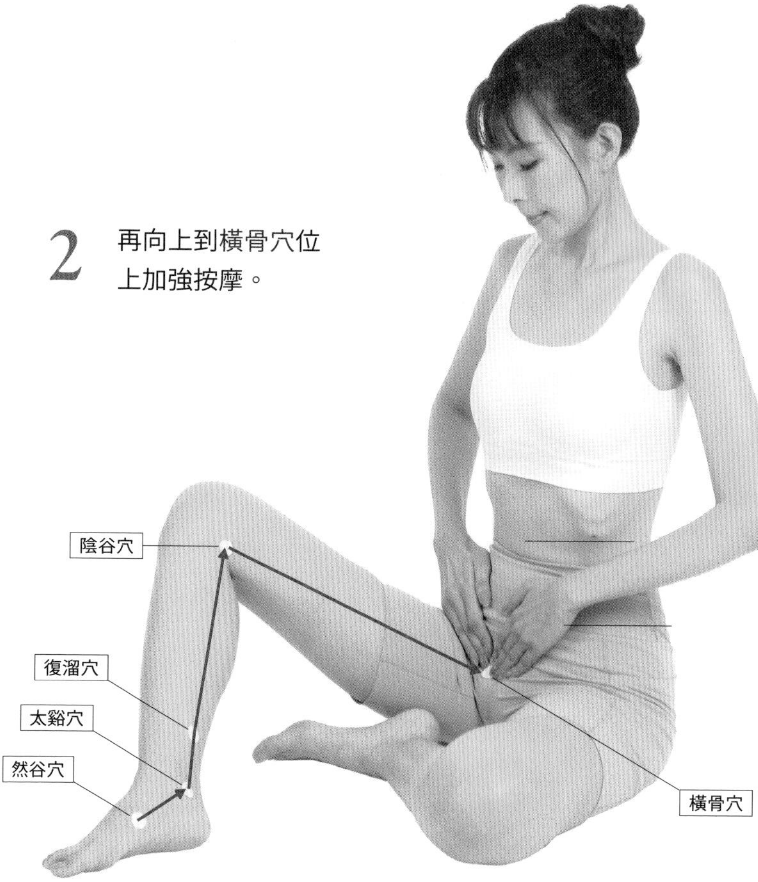

排濕刮痧按摩

1 從腳背內側的然谷穴，經過足內側腳踝的太谿穴，上到復溜穴，再向上循著腎經路線到陰谷穴。

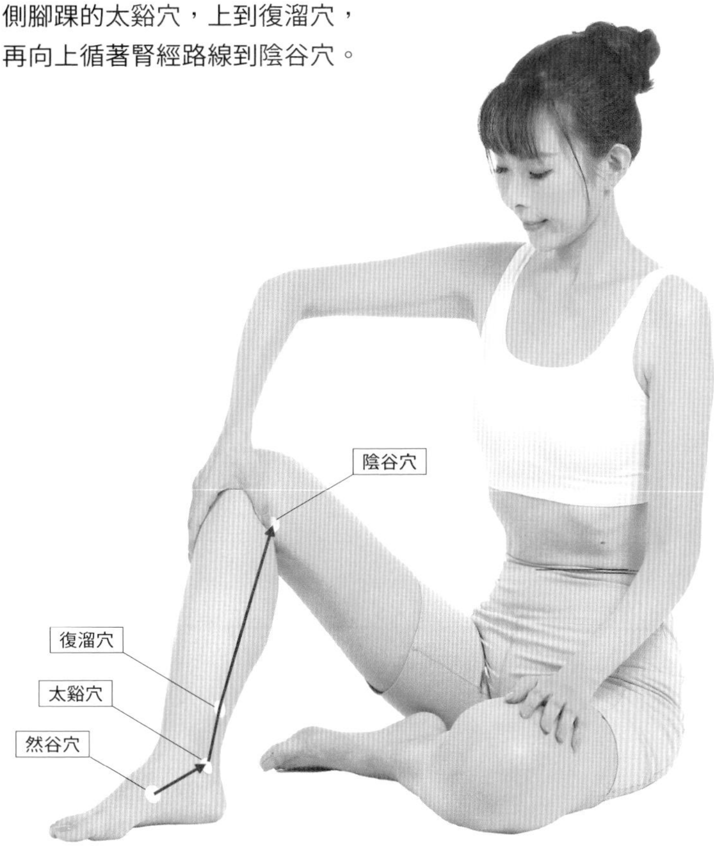

足太陽膀胱經

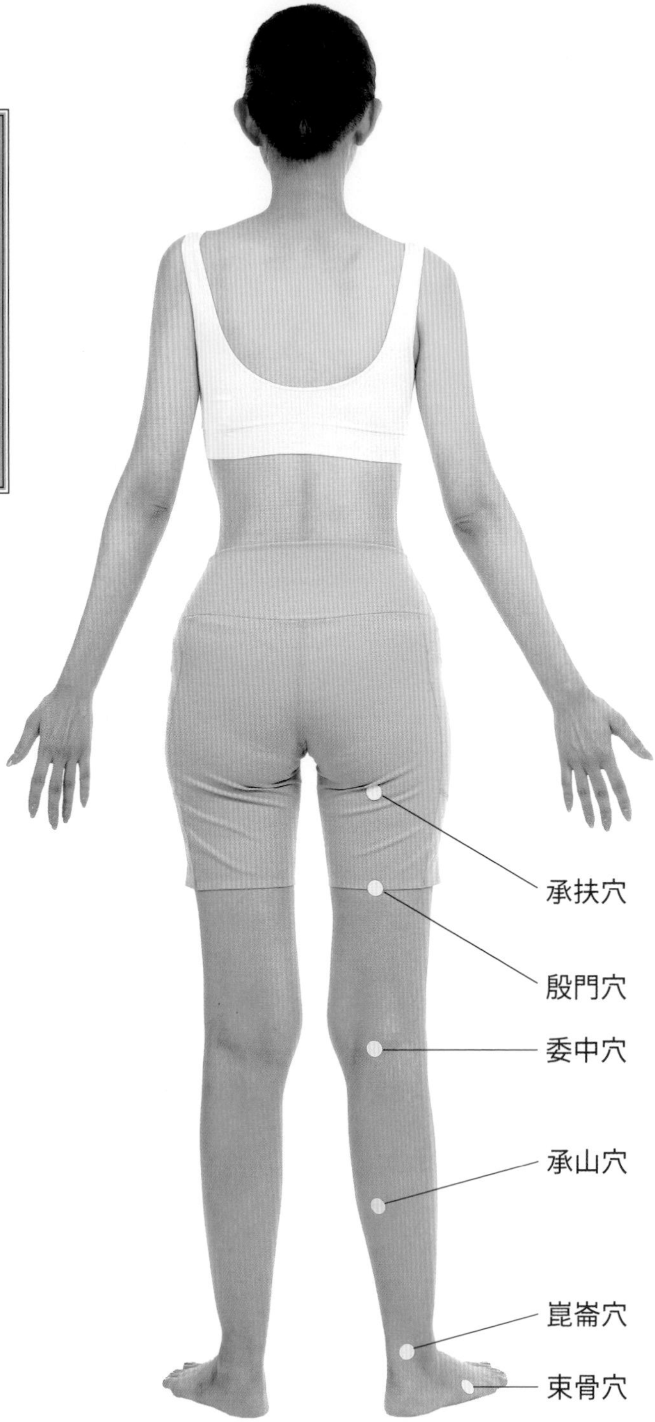

束骨穴

位於足小指外側，第五蹠趾關節後的凹陷處。能清熱消腫，治療焦躁癲狂、頭痛、眩暈、痔瘡、腰背痛、下肢水腫等症狀。

崑崙穴

位於跟腱與外踝高點之間凹陷處。用於頭痛、目眩、肩頸僵硬、腰痛、腳跟痛等症狀。

承山穴

位於小腿後側正中處，墊腳尖時小腿後側隆起肌肉的下側凹陷處。能加強腰臀部及下肢後側循環，對腸胃系統有消脹氣、痔瘡、便祕腹瀉、化痰濕的功能。

委中穴

膝蓋正後方的膝窩處。是治療腰背痠痛的重要穴位，可以加強腿部的淋巴循環，消除濕氣及水腫。

殷門穴

位於承扶穴跟委中穴連線的正中央處。能舒筋活絡，消除大腿後側脂肪堆積。

承扶穴

位於臀部下方橫紋線的正中央處。可加強腰腿循環，消痔瘡，消脹止瀉，改善臀部下垂及下肢水腫。

/排/濕/精/油/配/方/

材料：

天竺葵2滴、薄荷1滴、香蜂草1滴、生薑1滴、迷迭香1滴、黑胡椒1滴、葡萄柚1滴、杜松1滴、基底油（椰子油、杏仁油、荷荷巴油等）20毫升

使用方式：

在排濕刮痧按摩之前，先抹上排濕精油配方，順著刮痧按摩的經絡，塗抹以下建議的精油配方，加強氣血循環及排濕功能。

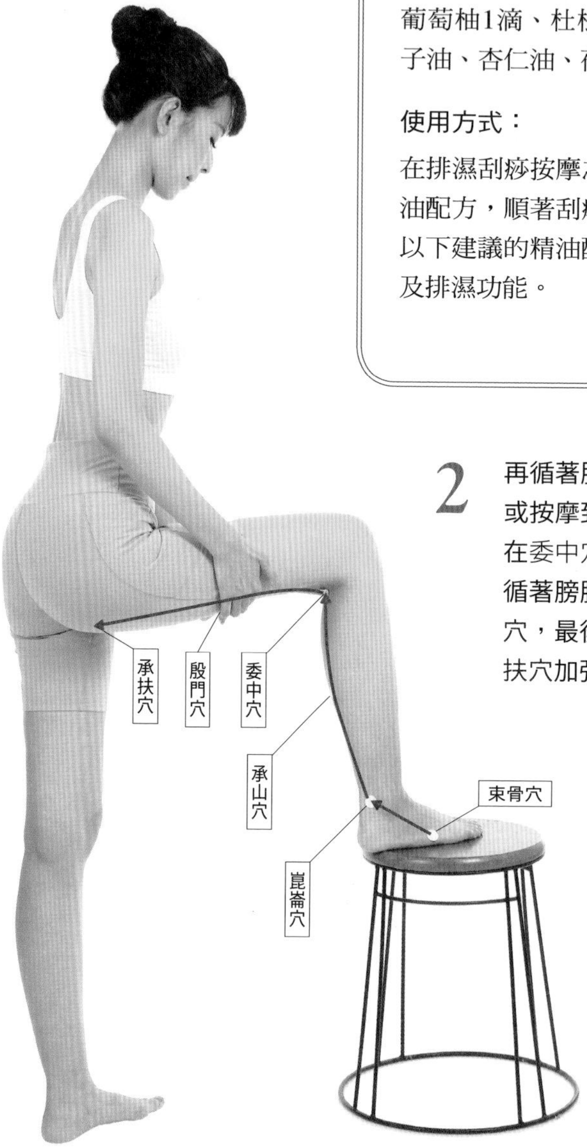

2 再循著膀胱經路線向上刮痧或按摩到承山穴，向上停留在委中穴位上加強按摩。再循著膀胱經路線向上到殷門穴，最後停留在臀部後側承扶穴加強按摩。

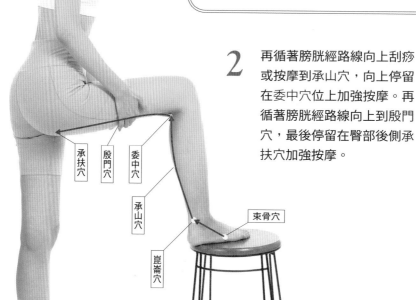

排濕刮痧按摩

1 從腳背外側的束骨穴，上到跟腱凹陷處的崑崙穴。

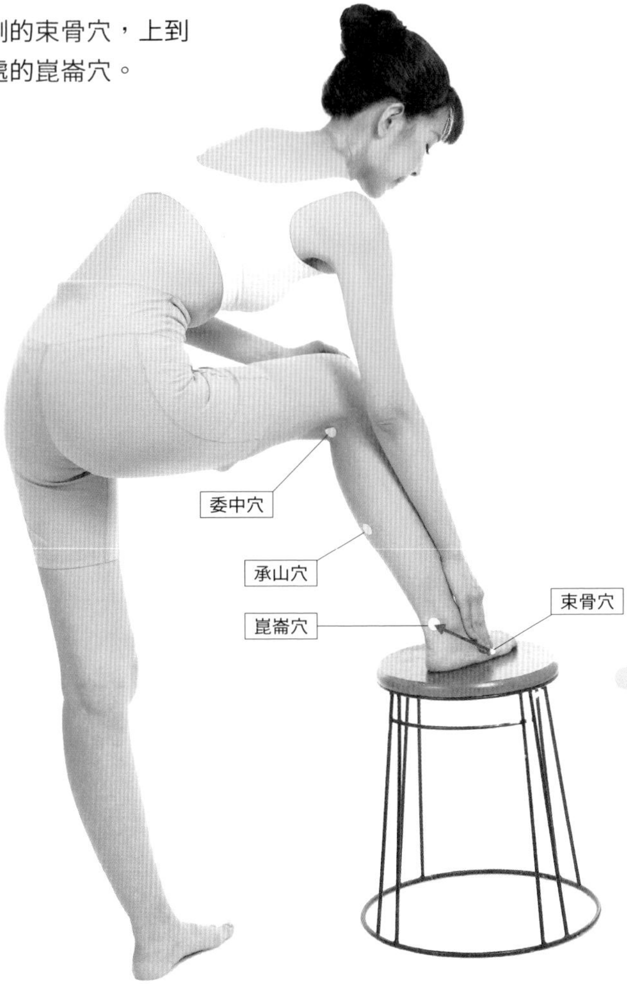

腹部的重要排濕穴位

腹部是肝膽腸胃系統及生殖泌尿系統的重要部位，因此保持腹部氣血流通對身體的代謝非常的重要！以神闕穴爲中心，上面約五指處是中脘穴，左右三指寬處是天樞穴，下面約兩指寬處是氣海穴，四指寬處是關元穴。

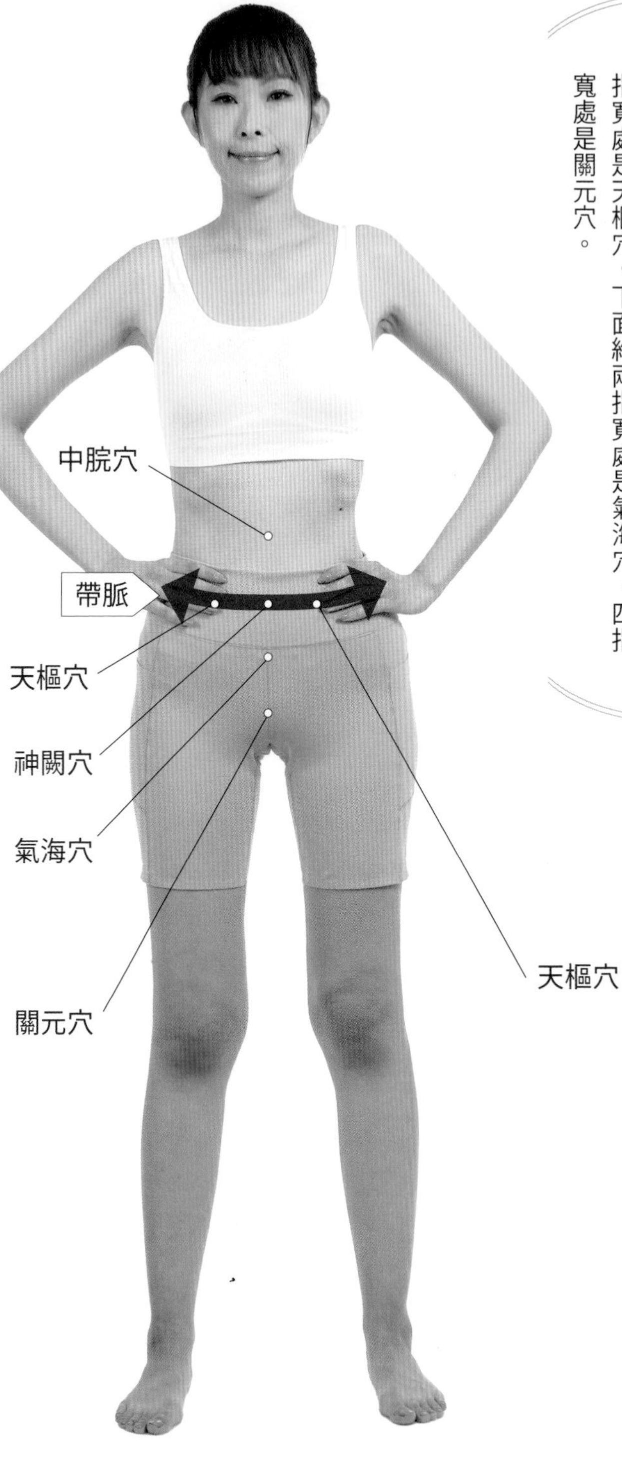

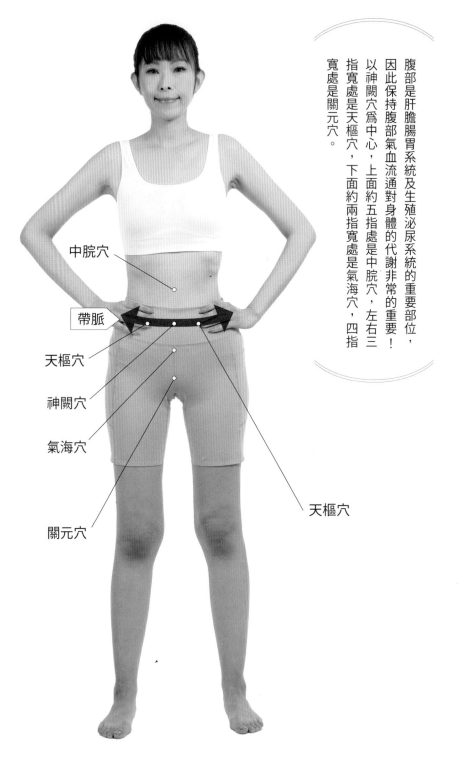

神闕穴

位於肚臍中，是脾胃及腎經氣血的樞鈕，貫通全身經絡，能加強脾胃功能運化順暢，消腹脹，排濕化痰。

中脘穴

位於腹部正中線心窩處，肚臍上與劍突連線的中點。與消化系統密切相關，能消除胃脹氣、祛除脾胃的濕氣，消除面部水腫以及眼睛水腫、眼袋等。

天樞穴

位於肚臍兩側三橫指處。能消除便祕、脹氣、腹部水腫及腹瀉，是腹部除濕的重要穴位。

氣海穴

位於腹部正中線，肚臍下二橫指處，是男女生殖系統的重要穴位。能補氣，溫暖全身並加強脂肪代謝，調整女性月經週期，及男性性功能障礙以及頻尿、攝護腺等問題。

關元穴

位於腹部正中線，肚臍下四橫指處。關元穴是元神閉藏的位置，屬於陰脈之海的任脈，也是長壽穴，所以要時時保持關元穴的溫暖及氣血暢通，對脾胃、生殖、泌尿系統相當重要，能促進腹部以及全身性的排濕。

/ 排 / 濕 / 精 / 油 / 配 / 方 /

材料：

芫荽1滴、荳蔻1滴、薄荷2滴、生薑1滴、廣藿香1滴、甜茴香1滴、黑胡椒1滴、野橘1滴、葡萄柚2滴、基底油（椰子油、杏仁油、荷荷巴油等）20毫升

使用方式：

在做腹部排濕運動操之前，先在腹部塗抹精油，加強氣血循環及排濕功能。

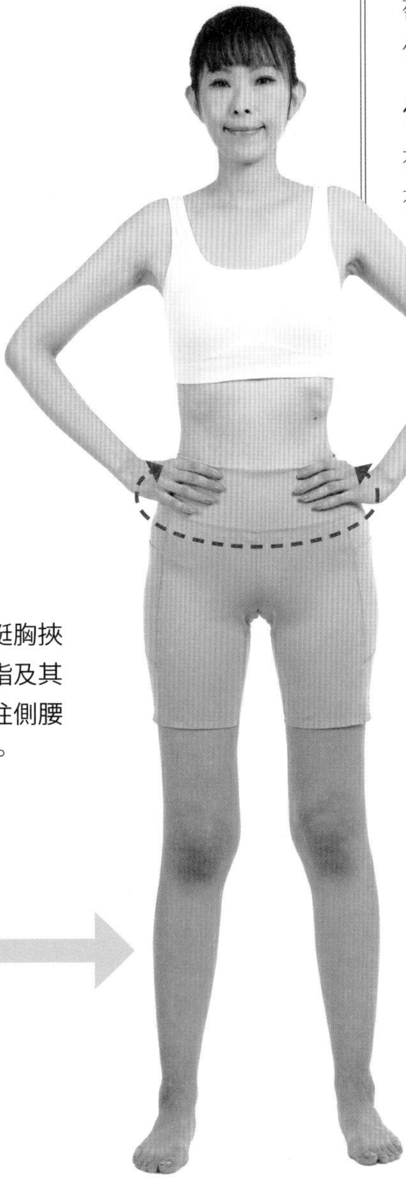

2

吸氣時挺胸挾背，拇指及其他四指往側腰方向推。

帶脈

雙手叉腰，手指放置的橫向位置就是帶脈的走向。帶脈是一條像腰帶的橫向經脈，脾濕痰阻很容易發生在帶脈的位置，因此加強帶脈的按摩及鍛鍊可以改善腹部及側腰的脂肪、痛經及腰痠背痛等症狀。

排濕刮痧按摩

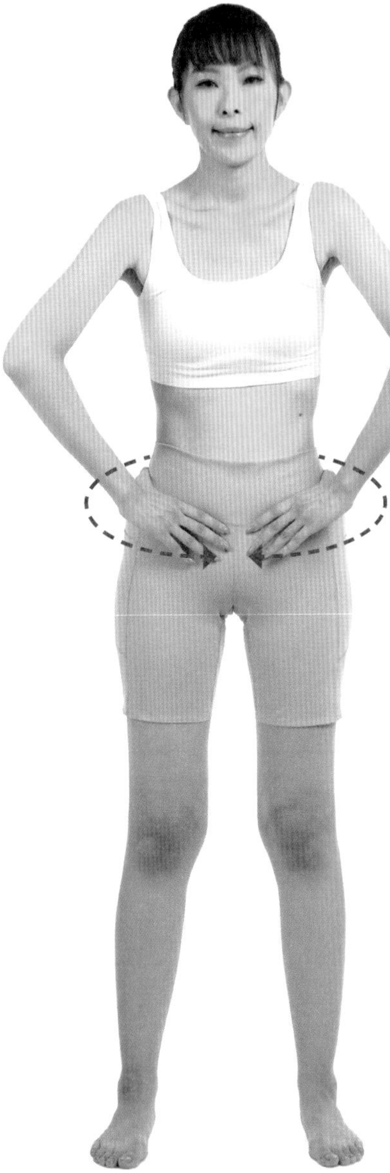

1

站立姿勢，雙腳與肩同寬，膝蓋微彎，雙手插腰，拇指及四指扣住腰部，配合腹部一縮一放。吐氣時收腹拱背，臀部收緊，拇指及其他四指沿著腰線往肚臍方向推。

全面經絡疏通按摩

1 一手拿按摩器，另一隻手伸直，從手腕開始向上按摩到腋下或肩部，分成手三陰、手三陽六條經絡路線。先掌心朝上，拇指側肺經路線，中指側心包經路線，小指側心經路線。掌心朝下，拇指側大腸經路線，中間三焦經路線，小指側小腸經路線。一條經絡路線做七次，做完一隻手換另一側用同樣的方式操作。

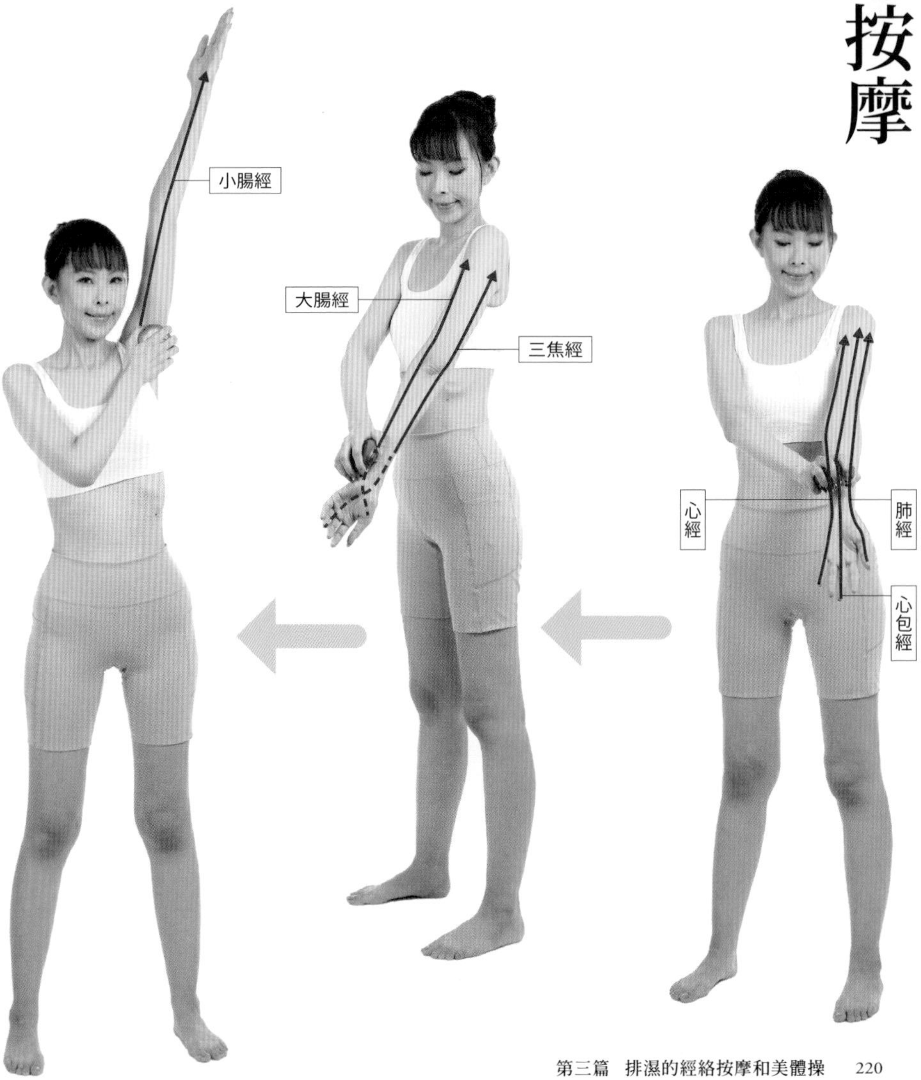

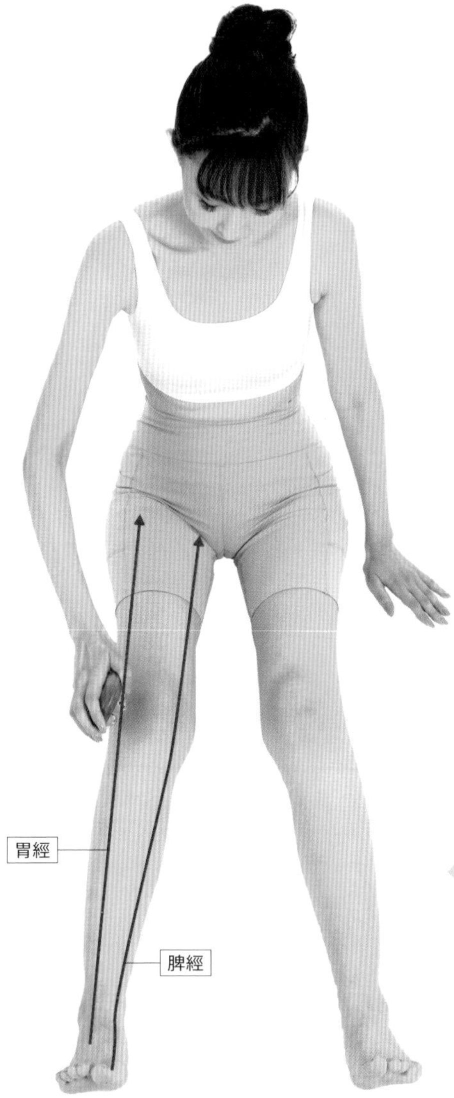

2

一手拿按摩器，坐姿，兩隻腳伸直，從腳背開始向上按摩到鼠蹊部或腹部，可以按摩三條經絡路線。從大腳趾內側，沿著小腿前內側畫圓按摩上來的是脾經路線；從第二、三腳趾間沿著小腿前側畫圓按摩上來的是胃經路線。

TIPS

＊排濕經絡按摩可以配合刮痧板、滾珠按摩器使用，較徒手更全面深入。

＊所有的經絡按摩都可以雙向操作。

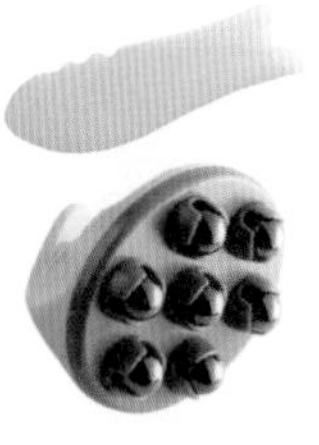

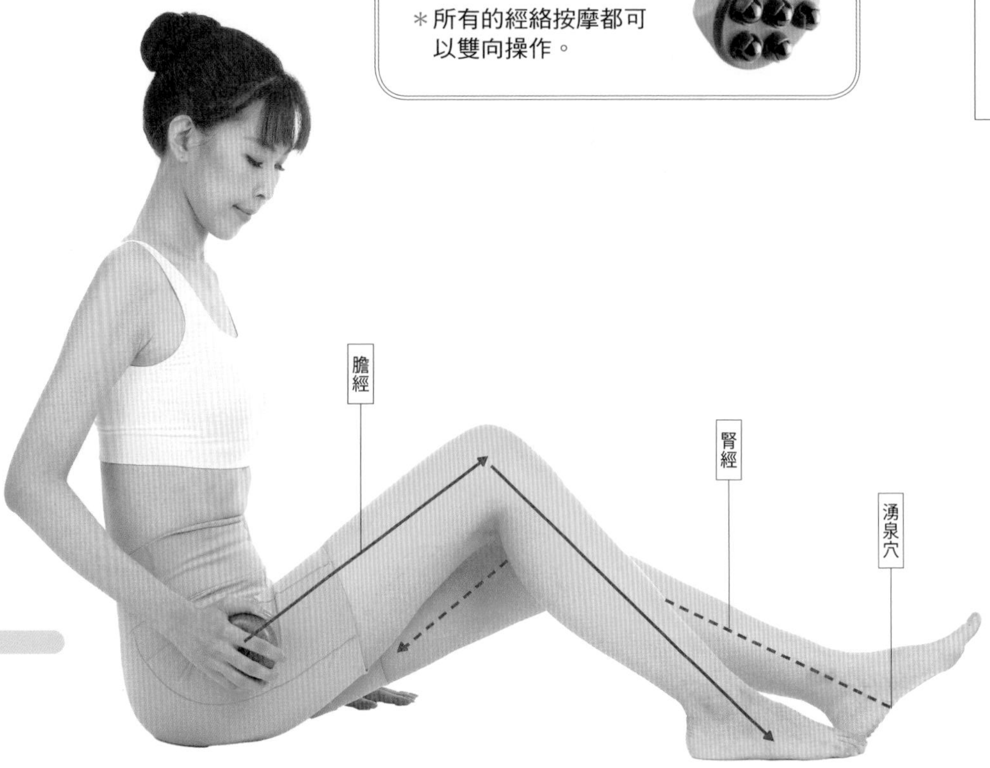

3 一手拿按摩器，坐姿屈膝，按摩外側的膽經，從股骨外側（假胯寬）的位置，沿著膽經路線畫圓按摩到小腿外側，沿著外踝處滑出去。

4 一手拿按摩器，坐姿屈膝，按摩另一隻腳內側的腎經，從腳底湧泉穴開始，經過內側腳後跟，沿著腎經路線畫圓按摩到大腿內側，在腹部加強按摩。

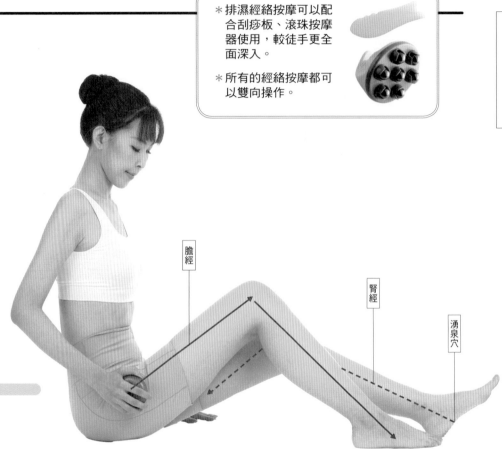

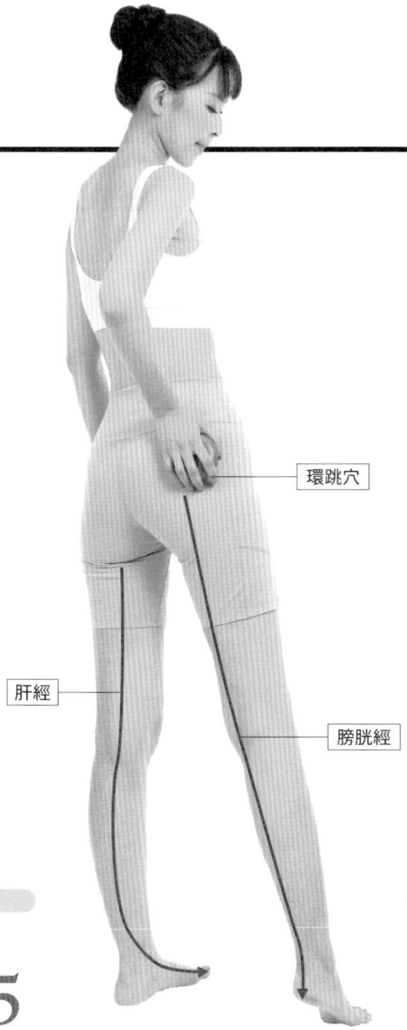

5

站姿，一手拿按摩器，從同側的環跳穴開始按摩，沿著膀胱經往下肢畫圓按摩，沿著腳後跟滑出去。

6

站姿，一手拿按摩器，從對側的大腿內側（鼠蹊部）開始，沿著肝經往下肢畫圓按摩，從腳背第一、二趾間滑出去。

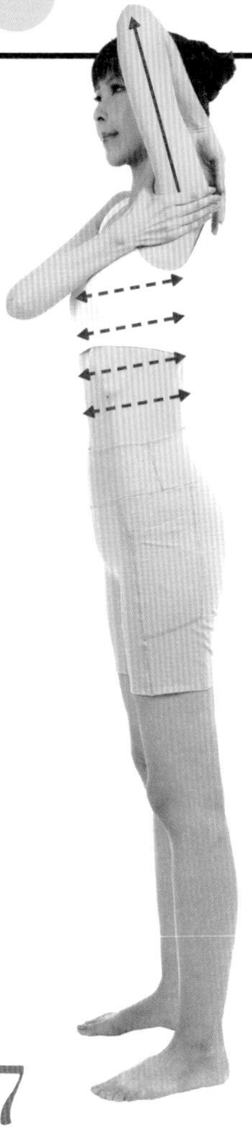

7

從肩膀後側肩胛骨開始，橫向往胸口位置來回按摩七下；再往下一個拳頭處，用同樣的方式來回按摩七下，做到跟肚臍水平的位置。換手用同樣的方式操作。

✓ 手腕做環形固定屈伸活動 ✓ 同時刺激手腕處的所有穴位

從手腕開始做！手腕排濕運動操

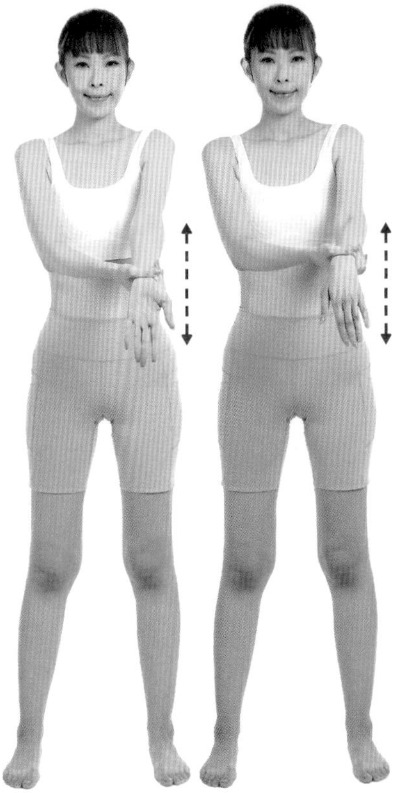

1 左手掌朝上，右手指環扣固定住左手腕，左手掌做上下90度屈伸動作20下。

再換成左手背朝上，左手背上下屈伸90度動作20下。

換手做同樣的動作。

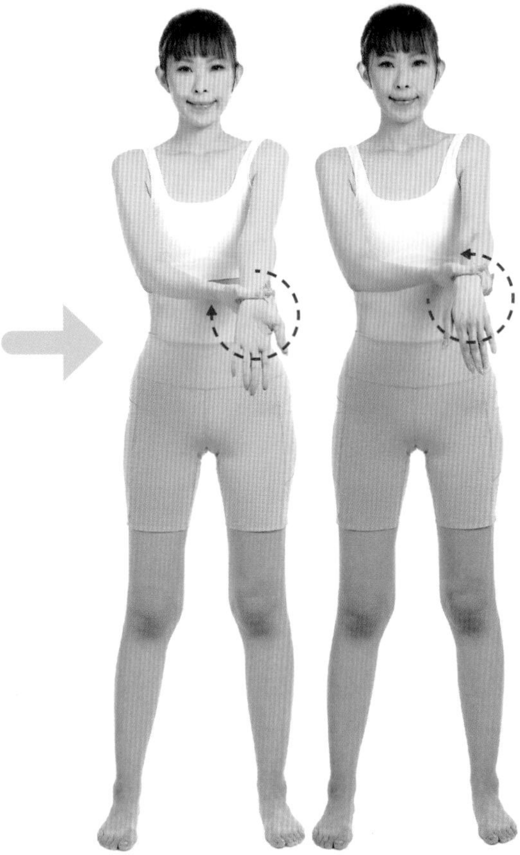

2 順時針轉動20下，逆時針轉動20下。

✓ 加強手三陰經絡&手三陽經絡的放鬆及氣血流通

手三陰＆手三陽經絡伸展

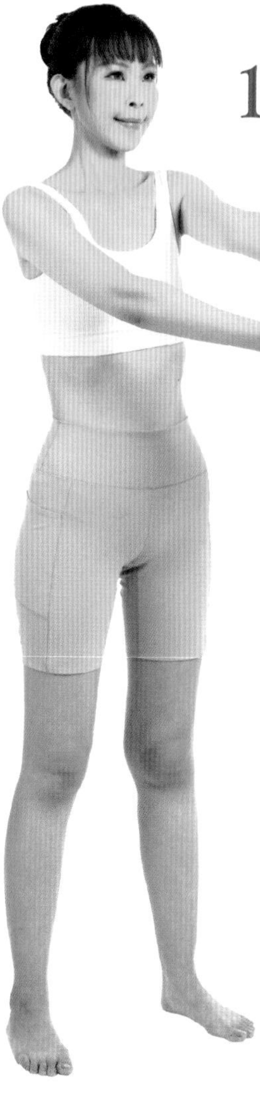

1 手肘平舉伸直，掌面朝上，另一隻手將手掌往下推，跟手腕呈現90度，停留20秒。

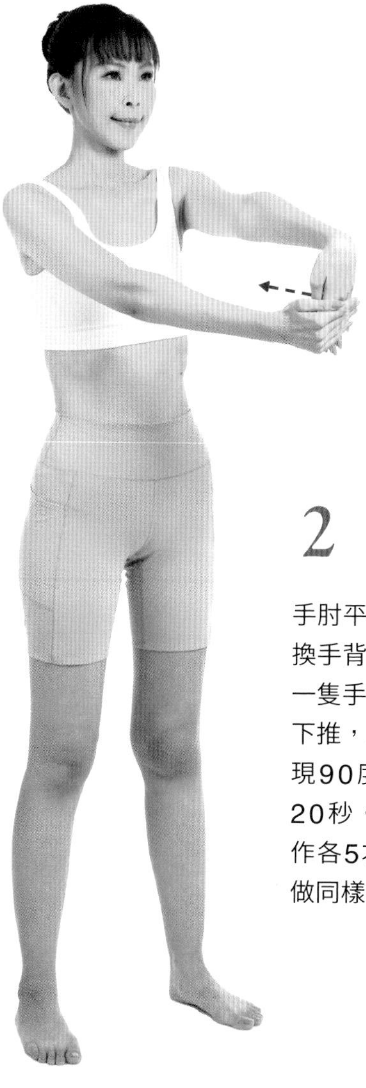

2 手肘平舉伸直，換手背朝上，另一隻手將手掌往下推，跟手腕呈現90度，停留20秒。上下操作各5次，換手做同樣的動作。

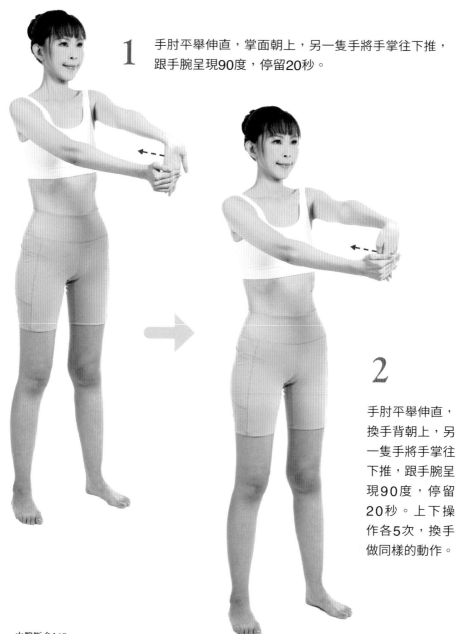

✓ 一次刺激手肘彎曲處的所有穴位

手肘環形固定屈伸活動

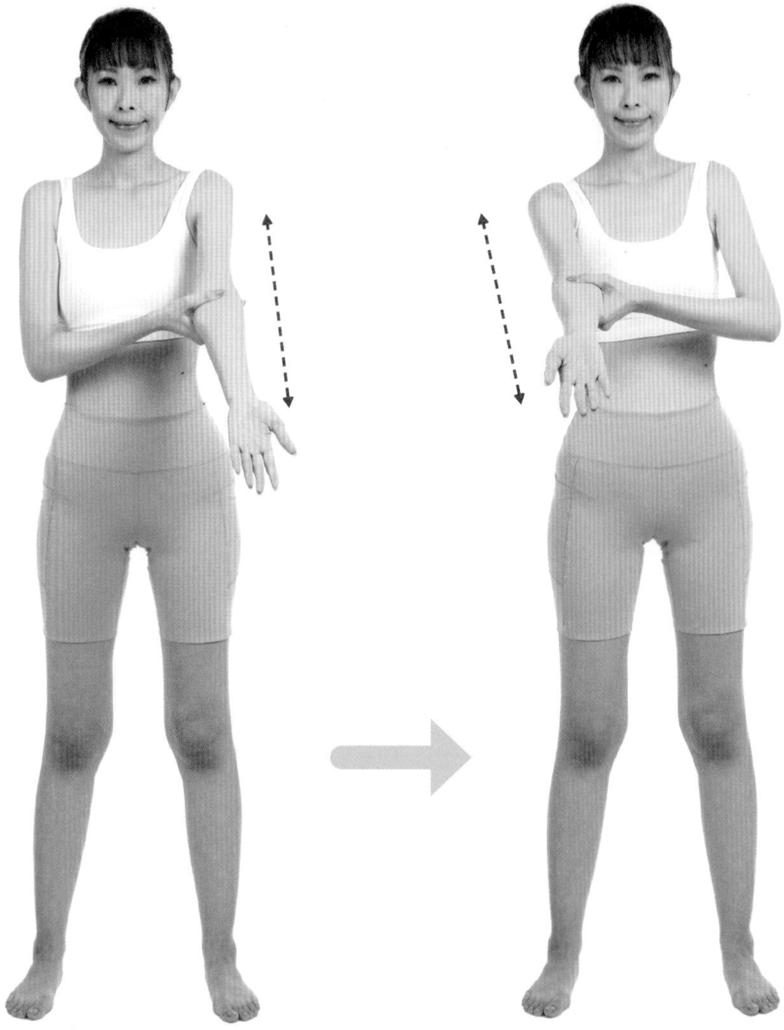

1 右手指環扣左手肘關節，左手肘做屈伸動作，右手順著左手肘關節改變不同的環扣部位，盡量能涵蓋到整個手肘關節，一次做20下。

2 換手用同樣的方式操作。

☑ 活絡肩關節、
胸背部及手臂

▸▸▸ 肩臂運動

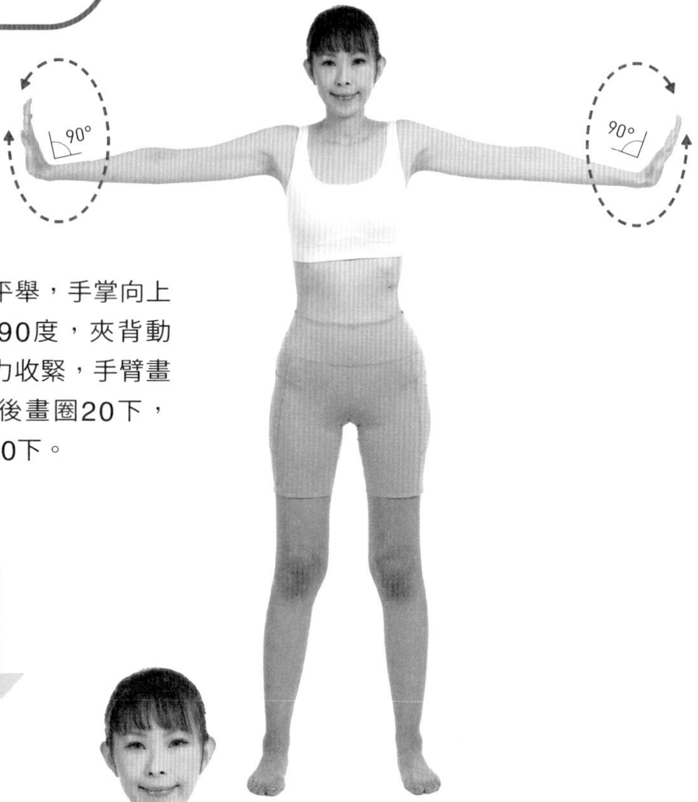

1 雙手臂伸直平舉，手掌向上與手腕呈現90度，夾背動作，腹部用力收緊，手臂畫圈運動，向後畫圈20下，再向前畫圈20下。

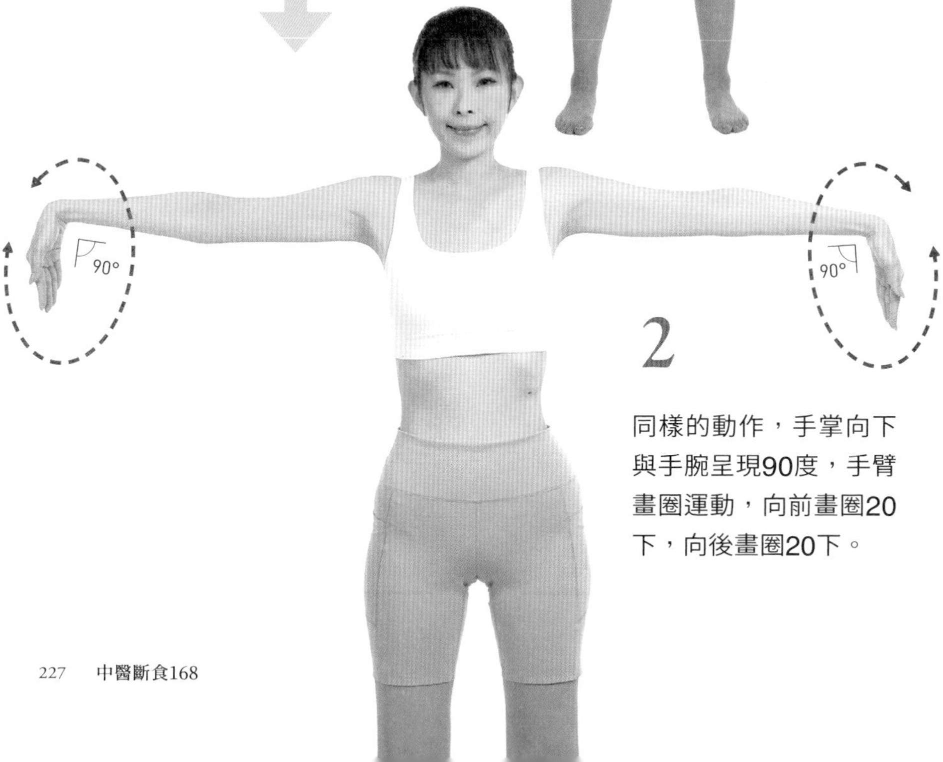

2 同樣的動作，手掌向下與手腕呈現90度，手臂畫圈運動，向前畫圈20下，向後畫圈20下。

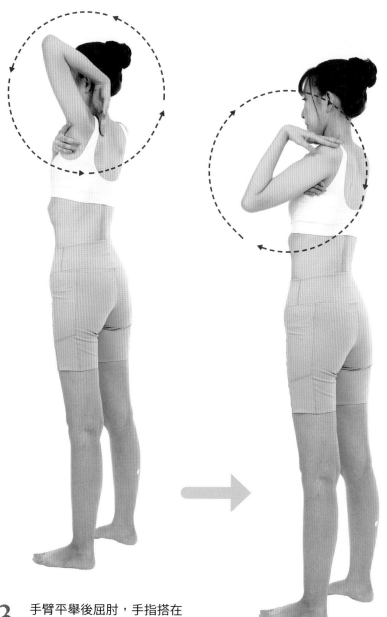

3 手臂平舉後屈肘，手指搭在同側的肩峰處，用另一隻手指壓住腋下的極泉穴，整隻手臂畫大圓。

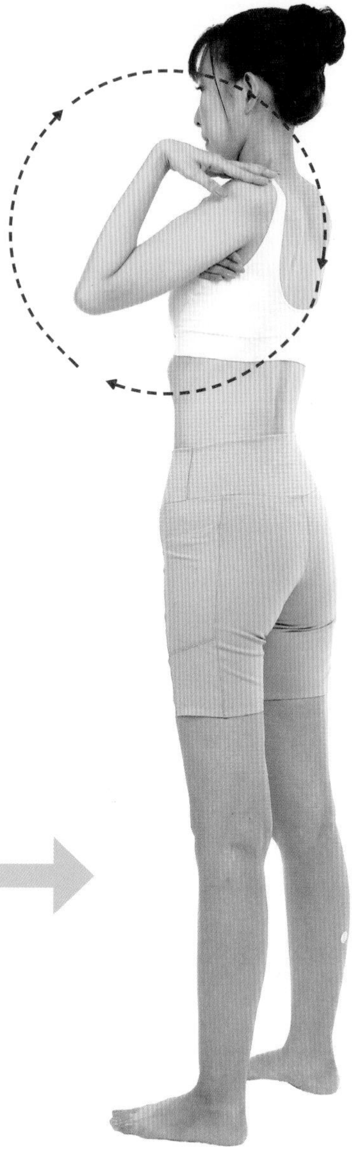

4 向前及向後各做20下，換手用同樣的方式做另一側。

✅ 加強腋下淋巴循環
✅ 幫助手三陰&手三陽經絡除濕

▸▸▸ 極泉穴強心活血

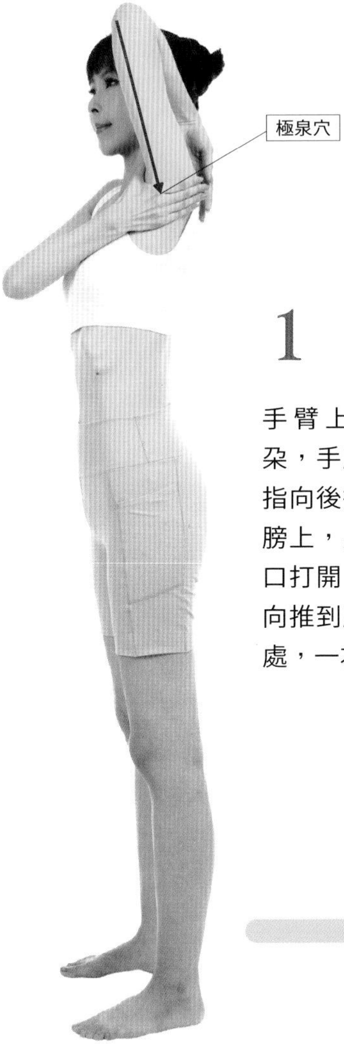

1

手臂上舉貼到耳朵，手肘彎曲，手指向後搭在同側肩膀上，另一隻手虎口打開，從肘尖方向推到腋下極泉穴處，一次做20下。

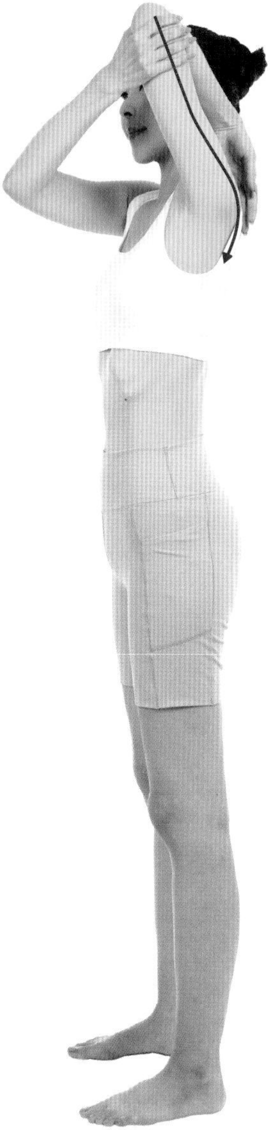

2

再從肘尖方向推到手臂外側及肩胛骨後側處，一次做20下。換手用同樣的方式做另一側。

- ✓ 伸展手三陽經絡
- ✓ 加強身體側腰的除濕

手臂及側腰伸展

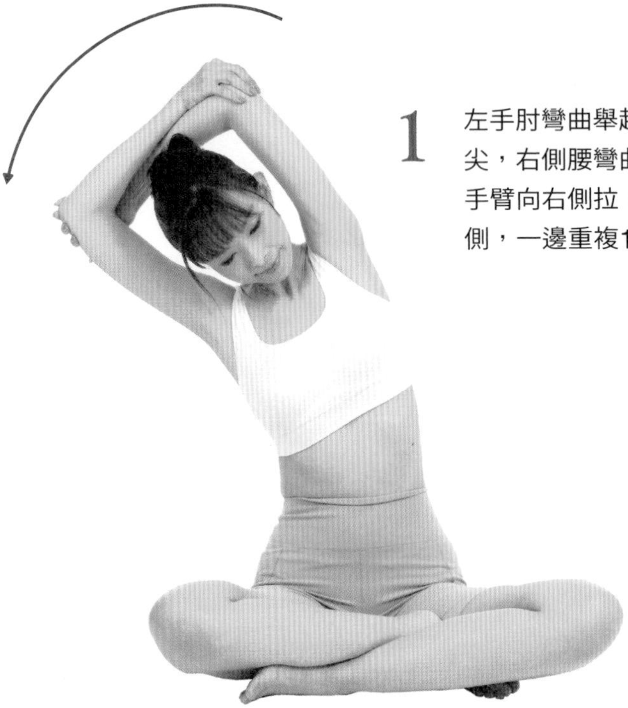

1 左手肘彎曲舉起，右手扣住左手肘尖，右側腰彎曲，同時輕輕地將左手臂向右側拉，身體同時倒向右側，一邊重複10下。

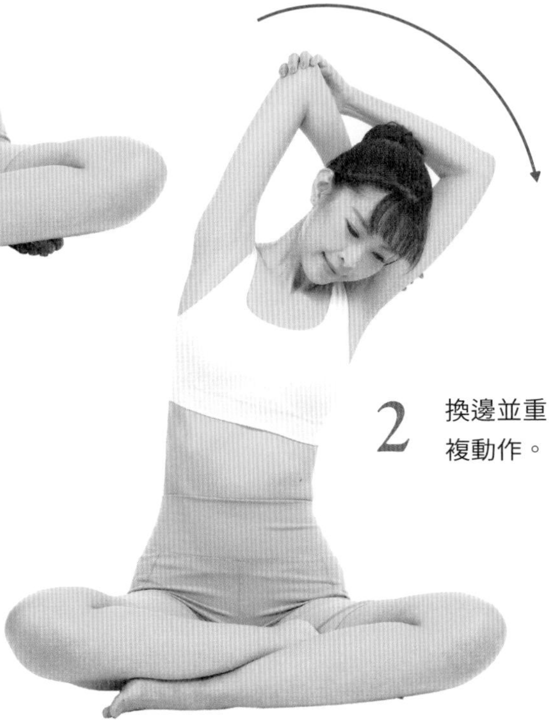

2 換邊並重複動作。

✓ 活絡腿部淋巴循環 ✓ 輕鍛鍊腿部肌力

站立姿勢的排濕運動操

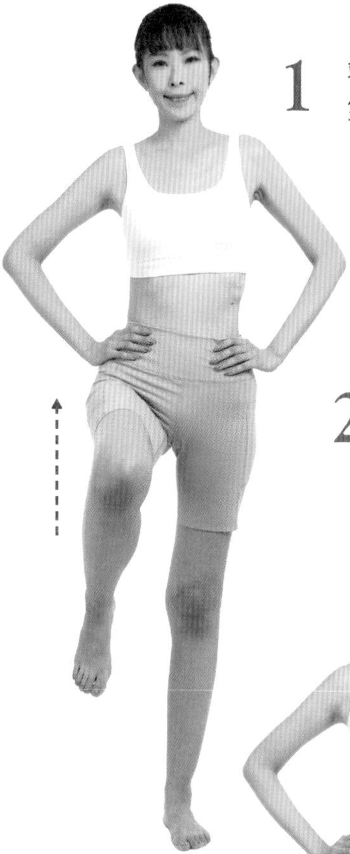

1 站立姿勢，雙腳與肩同寬，
雙手插腰，一隻腳的大腿抬起。

2 膝蓋做向外畫圓的運動，一邊做20下，
換腳以同樣的方式運動。

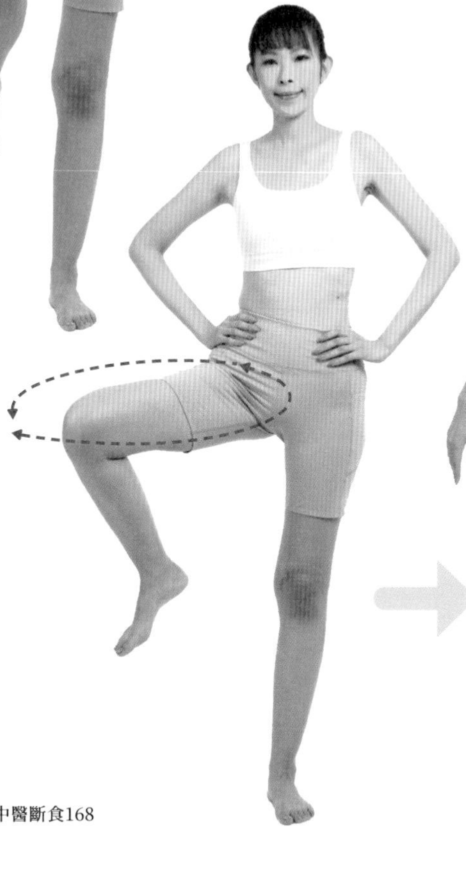

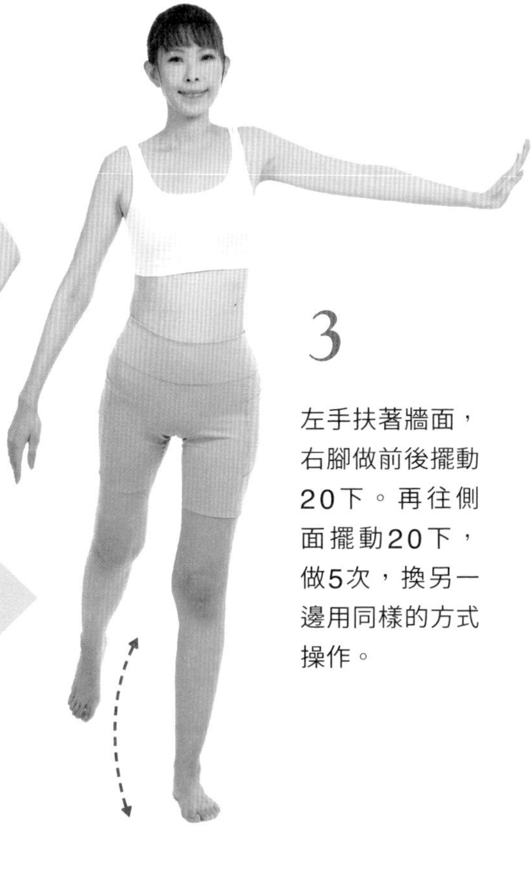

3

左手扶著牆面，
右腳做前後擺動
20下。再往側
面擺動20下，
做5次，換另一
邊用同樣的方式
操作。

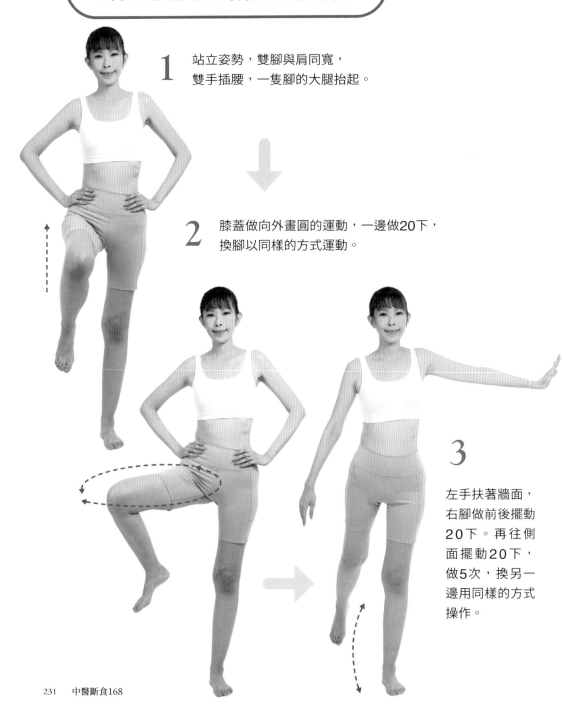

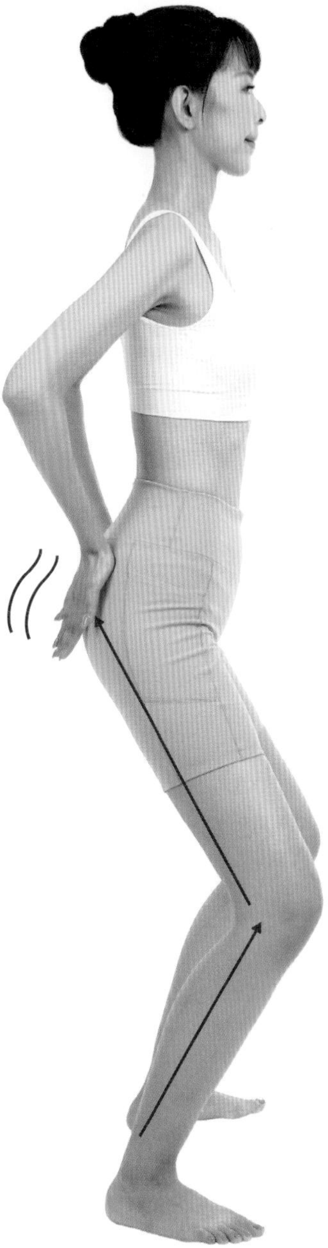

TIPS

＊深蹲的時候保持呼吸均勻，下蹲時吸氣，站起來時吐氣，腹部收緊，盡量將屁股往後坐，上半身背脊維持直線，盡量不彎腰。下肢前後內外側各做七次，可以做三輪。

3

同樣的動作可以做下肢前後側及內側。做下肢前側及內側時，可以從拍打腹部的位置10下開始，再慢慢沿著大腿前側或內側往下邊蹲邊拍打。做下肢後側時，可以從拍打臀部的位置10下開始，再慢慢沿著大腿後側往下邊蹲邊拍打，再慢慢回到站姿。

✅ 深蹲同時拍拍經絡 ✅ 活絡緊實下半身

深蹲經絡拍拍功

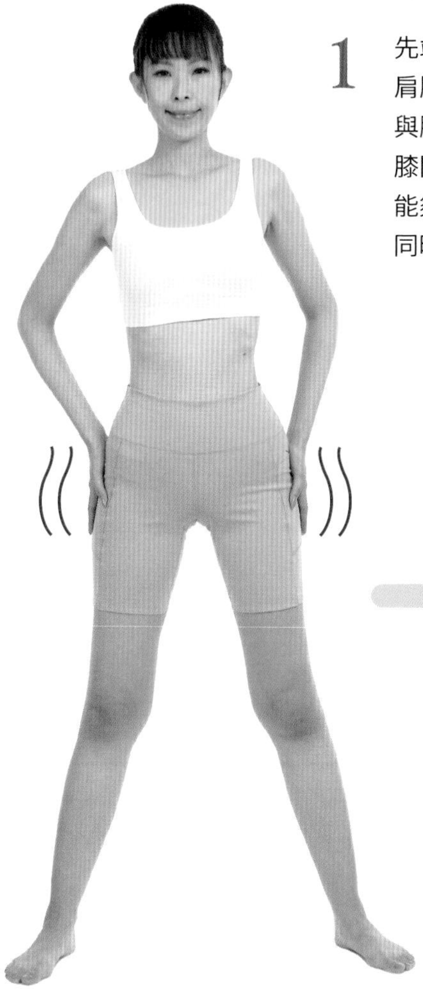

1

先站立姿勢，將雙腿打開寬於肩膀，腳尖朝外，將膝蓋保持與腳尖同方向一起朝外，減緩膝關節壓力，避免運動傷害，能夠加強大腿內側肌群鍛鍊，同時拉伸大腿內側筋骨。

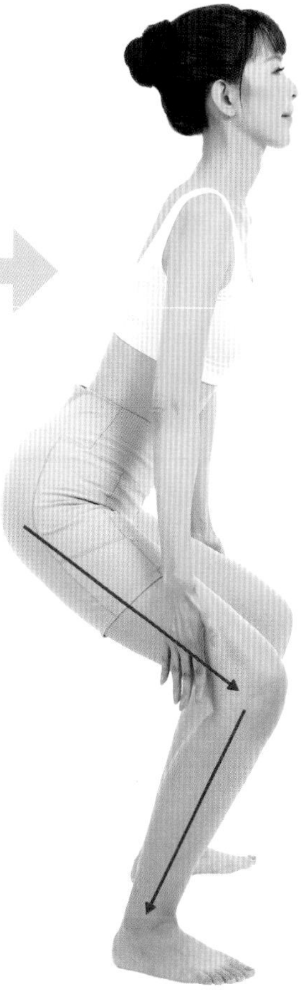

2

雙手自然下垂在大腿外側，以空掌拍打方式，先從膽經做起，開始拍打假胯寬的位置10下，開始慢慢深蹲，空掌跟著下蹲的速度沿著膽經拍打，蹲到最低點後停留拍10下，再慢慢邊拍打邊站起來。

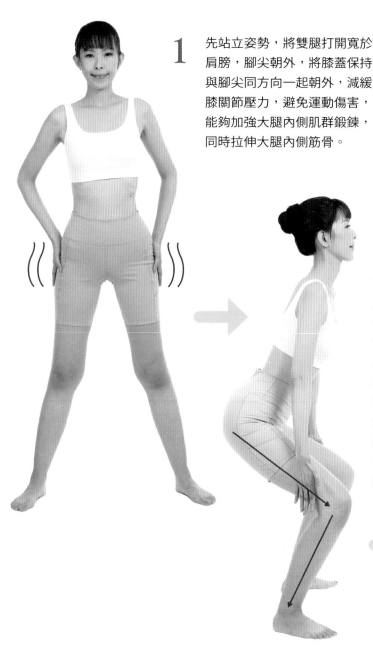

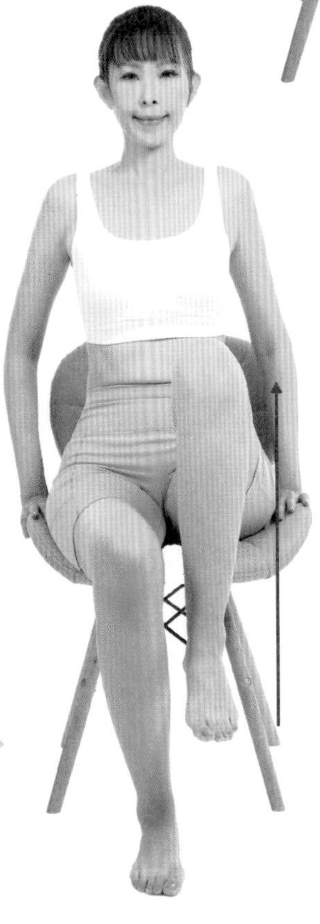

3

坐在椅子上，雙手撐在臀部後方的椅面上，一隻腳的大腿抬起。

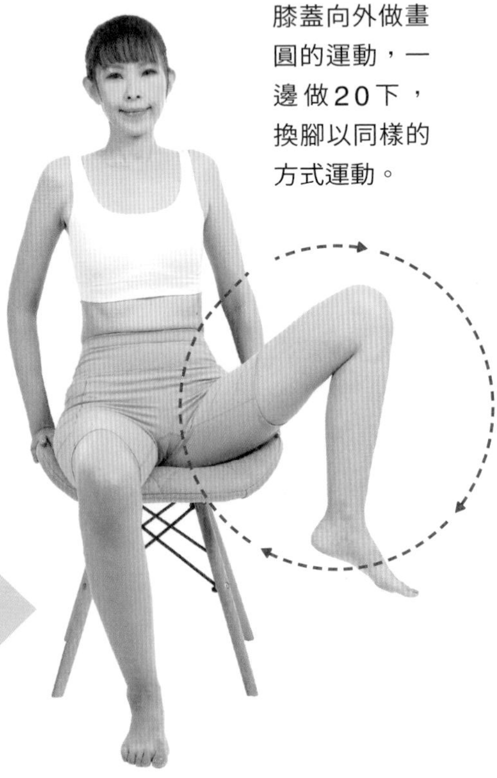

4

膝蓋向外做畫圓的運動，一邊做20下，換腳以同樣的方式運動。

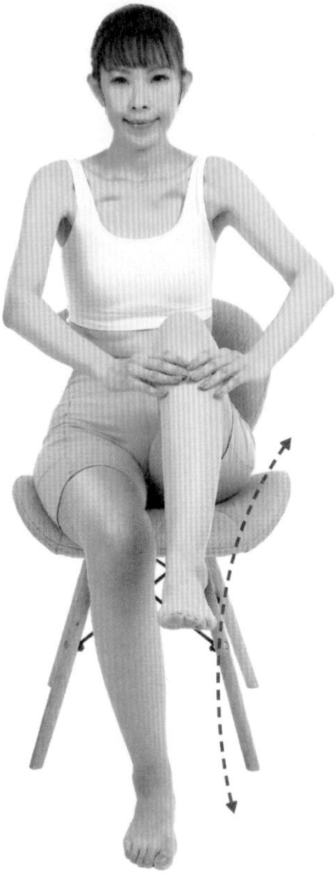

5

坐在椅子上，屈膝抬起小腿，雙手一起環扣腿部，手跟腿部一起動作。手指按摩腿部各經脈穴位，同時配合腿部的來回屈伸，來回20次，換邊用同樣的方式操作。

✓ 加強腿部淋巴循環

▸▸▸ 坐姿的排濕運動操

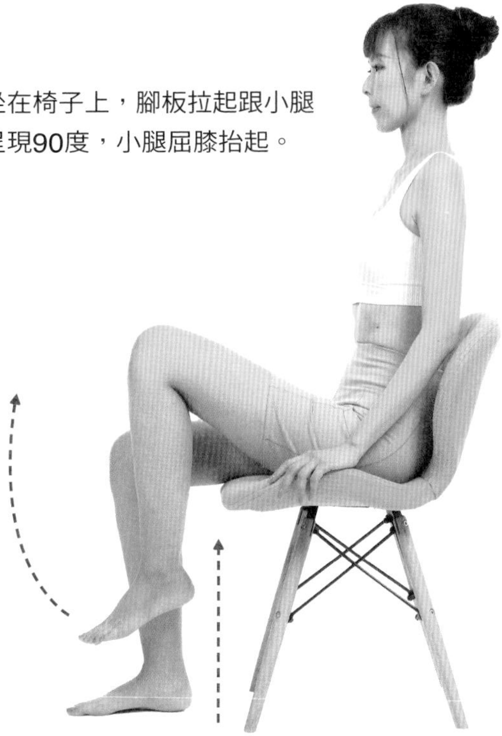

1 坐在椅子上，腳板拉起跟小腿呈現90度，小腿屈膝抬起。

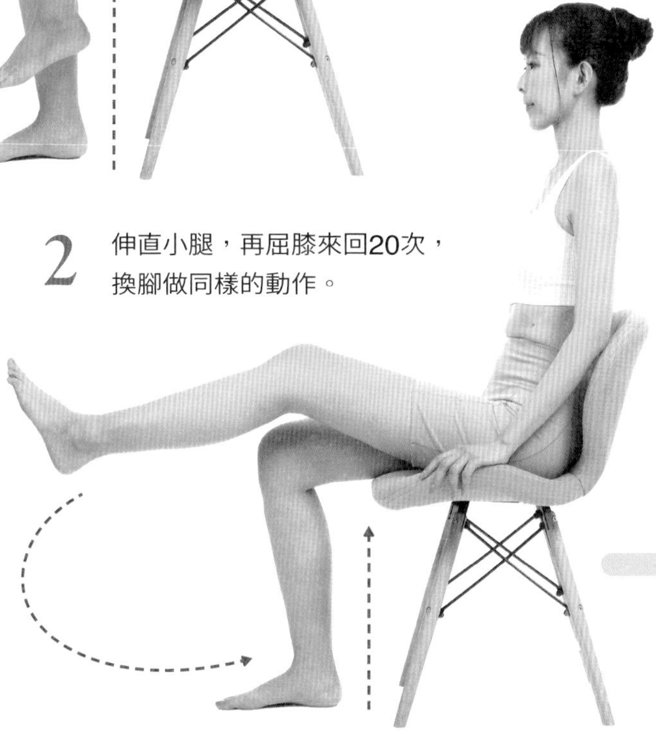

2 伸直小腿，再屈膝來回20次，換腳做同樣的動作。

☑ 加強腿部淋巴循環
☑ 幫助大腿內側肝經、脾經、腎經排濕

蝴蝶式

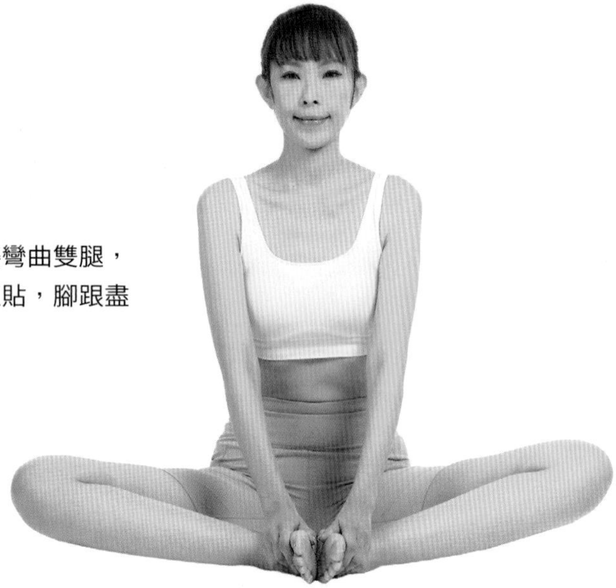

1 坐在瑜伽墊上，坐姿彎曲雙腿，背部挺直，雙腳板互貼，腳跟盡量靠近鼠蹊部。

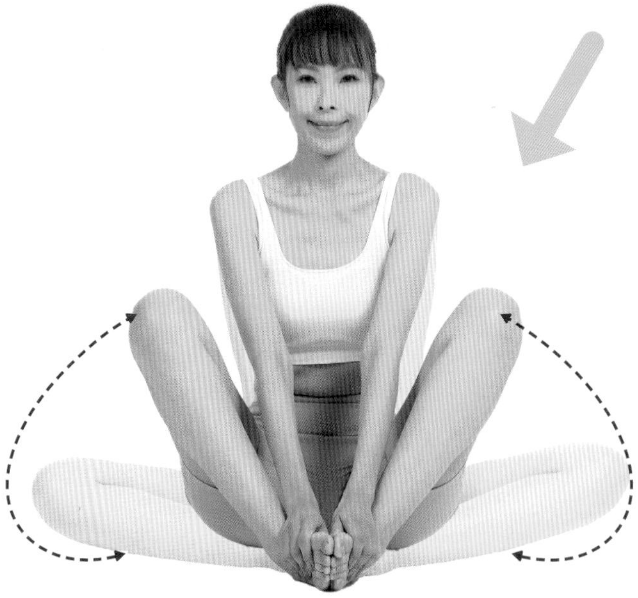

2 雙手抓住腳掌，開始拍動雙腿，像蝴蝶拍動翅膀，盡量讓膝蓋靠近地面。

✅ 背肌、臀肌的核心力量 ✅ 幫助全身經絡排濕

四足跪姿的排濕運動操

運用手臂及臀腿等肌肉群，訓練腹肌、背肌，臀肌的核心力量，增加身體的穩定性，同時加強肌肉循環，幫助排濕。

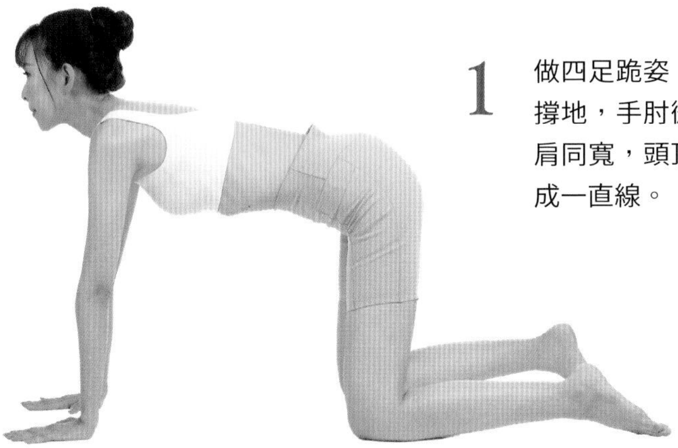

1 做四足跪姿，雙手掌撐地，手肘微彎，與肩同寬，頭頂與脊椎成一直線。

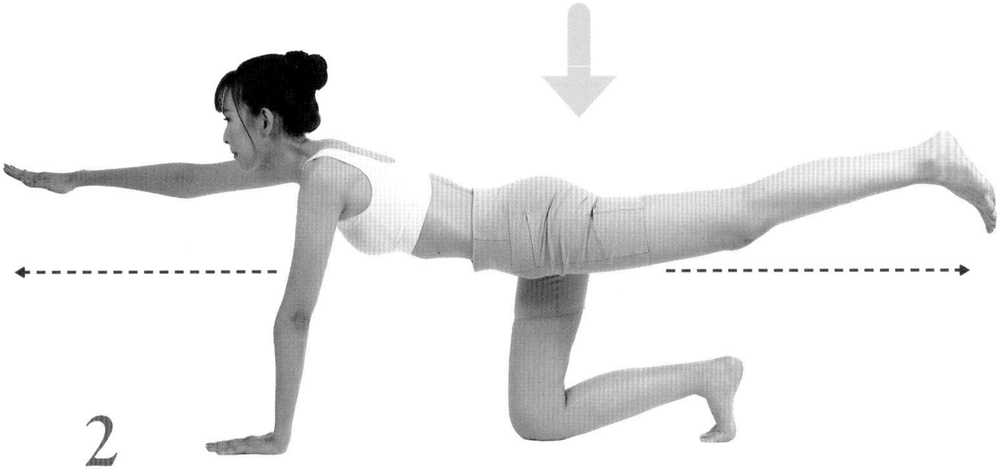

2

舉起右手臂，往前方水平伸直。手臂、頸部、背部成一直線，避免聳肩，再抬起左腿向後伸直延伸出去，腿部、脊椎、手臂成一直線，保持核心穩定，維持20秒鐘，再換邊操作，兩邊各做3組。

✓ 加強身體側邊膽經的循環
✓ 幫助大腿外側經絡排濕

小狗抬腳式練習

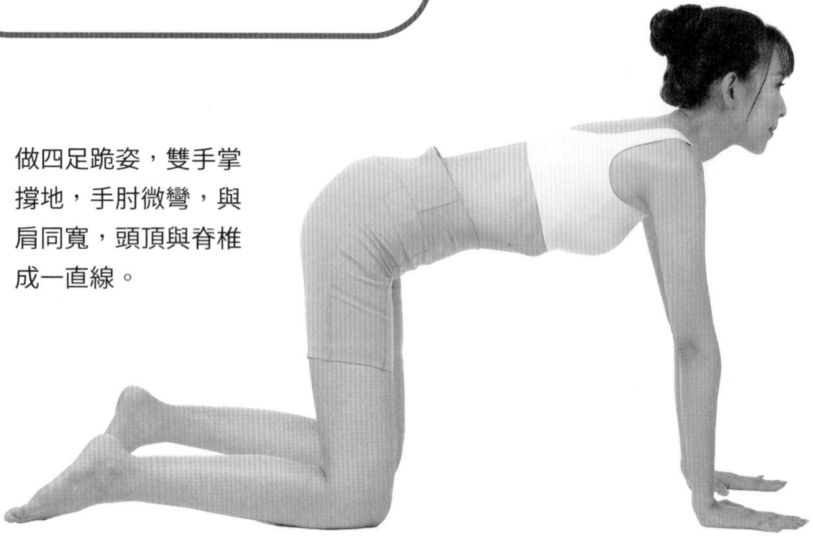

1 做四足跪姿，雙手掌撐地，手肘微彎，與肩同寬，頭頂與脊椎成一直線。

2 像小狗抬腳尿尿的動作，右腿部側抬，軀幹與肩膀都保持核心穩定，髖部控制保持與地面平行，一邊做20至30下，再換邊操作。

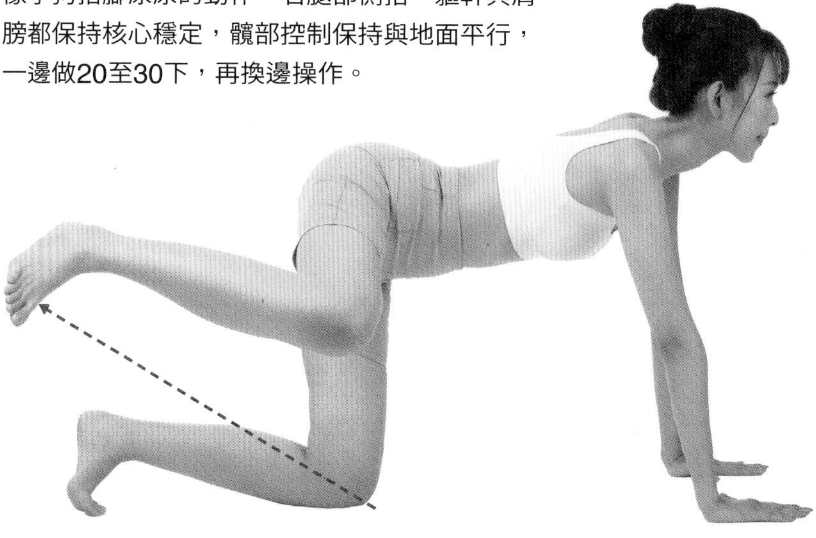

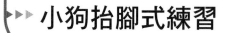

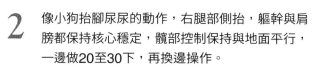

☑ 加強腿後側膀胱經的循環
☑ 幫助大腿後側經絡排濕

▸▸▸ 勾腿上抬練習

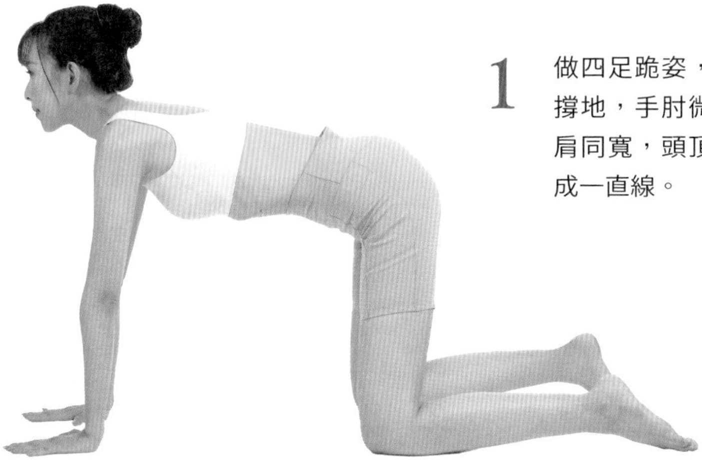

1 做四足跪姿，雙手掌撐地，手肘微彎，與肩同寬，頭頂與脊椎成一直線。

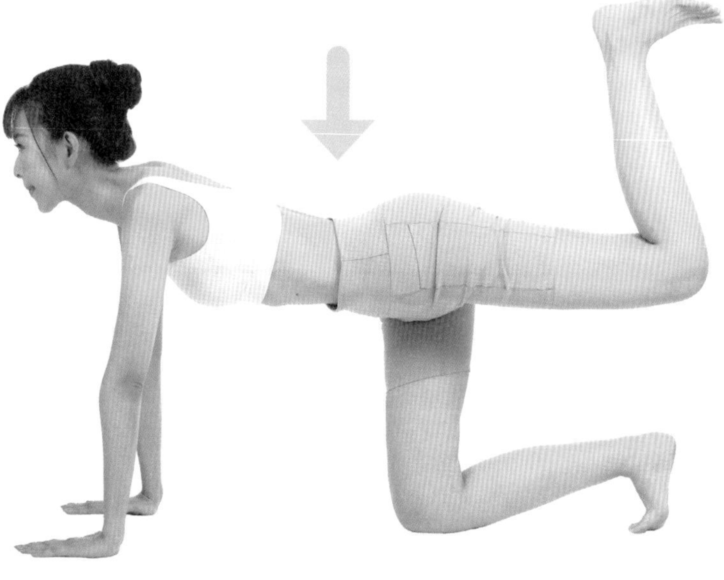

2

臀部收緊、臀部向上提將腳上勾，膝蓋彎曲呈現90度向上抬腿，保持均勻的呼吸，一側做完換邊練習，左右各做20次，做3組。

H 02

中醫斷食168

作　　者｜褚柏菁
責任編輯｜鍾宜君
食譜示範｜范麗雯
美術設計｜比比司設計工作室
攝　　影｜宇曜影像

出　　版｜晴好出版事業有限公司
總 編 輯｜黃文慧
副總編輯｜鍾宜君
行銷企畫｜胡雯琳
地　　址｜10488台北市中山區復興北路38號7F之2
網　　址｜https://www.facebook.com/QinghaoBook
電子信箱｜Qinghaobook@gmail.com
電　　話｜（02）2516-6892　　傳　　真｜（02）2516-6891

發　　行｜遠足文化事業股份有限公司 (讀書共和國出版集團)
地　　址｜231新北市新店區民權路108-2號9F
電　　話｜（02）2218-1417　傳真｜（02）22218-1142
電子信箱｜service@bookrep.com.tw
郵政帳號｜19504465（戶名：遠足文化事業股份有限公司）
客服電話｜0800-221-029　　團體訂購｜02-22181717分機1124
網　　址｜www.bookrep.com.tw
法律顧問｜華洋法律事務所／蘇文生律師
印　　製｜凱林印刷
初版一刷｜2023 年9月
定　　價｜450 元
ISBN｜978-626-97590-6-4
EISBN (PDF)｜978626975071（PDF）
EISBN (EPUB)｜978626975088(EPUB)

國家圖書館出版品預行編目（CIP）資料

中醫斷食168/褚柏菁著. -- 初版. -- 臺北市：晴好出版事業有限公司出版；新北市：遠足文化事業股份有限公司發行，2023.09
240面；17×23　公分. --（H；2）
ISBN 978-626-97590-6-4（平裝）

1.CST：中醫　2.CST：養生　3.CST：健康法

413.21　　112013004